ペクトラム

が抱える「生きづらさ」の正体

本田秀夫

SB新書 219

目　次

第3章　線引きが難しい自閉症スペクトラムの境界線

第4章 自閉症スペクトラムの人をいかに支えるか

1. 特有の発達スタイルに応じた支援 116

第1章　あなたも「自閉症スペクトラム」かもしれない!?

「自閉症スペクトラム」を知っていますか?

この本は、広く一般の人たちに**「自閉症スペクトラム」**について知っていただくことを目的として書かれたものです。でも、単に既存の情報を整理しただけの啓発書ではありません。「自閉症スペクトラム」について実感を持って深く理解し、生活に活かせる知識と知恵を身につけていただくことをねらいとしています。

この本は、「『自閉症スペクトラム』なんて聞いたことがない」という人たち、あるいは「自分とは無関係」と思っている人たちにこそ、ぜひ読んでいただきたいと思います。たまたま書店の新書コーナーでこの本を手にした方は、とりあえず第1章だけでも読んでみてください。職場や学校など、あなたの周囲にも、自閉症スペクトラムの人が必ず何人かはいることに気づくはずです。あるいは、あなた自身がそうかもしれません。

この本を読んでみようという人の中には、お子さんの発達に気になるところのある親御さん、気になる特徴のある生徒を受け持っている学校の先生、発達障害に関心のある大学生、あるいは、実は自分が発達障害ではないかと気になっている人など、もともと「発達」あるいは、その障害に関心のある方もたくさんいると思います。この場合の多くは、すでに本やインターネットなどで「発達障害」や「自閉症スペクトラム障害」などについて調べたことがあるでしょう。

そのような人たちも、ぜひこの本を通読してみてください。これまでに調べた情報ではピンとこない、イメージが湧かない、用語が難しくてわからない、などの感想を持つことが多かった方でも、この本を読むことで、「自閉症スペクトラム」について、いままでとは異なった印象を受けると思います。

この本のテーマである「自閉症スペクトラム」とは、一部の人たちに共通して見られる心理的・行動的な特性です。その特性をごく簡単に要約すると、**「臨機応変な対人関係が苦手で、自分の関心、やり方、ペースの維持を最優先させたいという本能的志向が強いこと」**となります。

いま、「一部の人たち」と述べましたが、このような特性を多少なりとも持つ人は、一部どころかかなり大勢いる、という意見が聞こえてきそうです。

その通り。自閉症スペクトラムの人たちは、実はそんなに稀《まれ》な存在ではないのです。

私は、１９８８年に精神科医としての研修をスタートしました。縁があって、研修

1年目からアスペルガー症候群（自閉症スペクトラムの一種。第3章参照）の人と接する機会がありました。まだ精神科医ですら、大半が「アスペルガー症候群」という言葉を聞いたことのなかった時代です。

とても興味を持った私は、1991年から横浜で本格的に発達障害を専門とした臨床に取り組んできました。私が勤務していた横浜市総合リハビリテーションセンターでは、この地域に住む発達の気になる子どもたちの定期的な診療・相談を一手に引き受けています。多くの子どもが、ここで就学前から支援を受け、成人期まで相談を継続しています。

私は、ここで約20年間の臨床経験を積んだことにより、発達の気になる子どもたち一人ひとりを幼児期から成人期まで一貫して観察することができました。このような臨床経験を積んだ精神科医は、日本でも、また世界的に見ても、まだごく限られています。

この貴重な経験に基づいて私が身につけてきた知識や知恵と、従来の発達障害関連の本に書かれた情報とは、もちろん共通するところも多いのですが、ところどころ食い違いがあります。その最たるものが、「『自閉症スペクトラム』をどこまで広げるか、どこまでを含めるか」についての考え方です。

私は、現在の平均的な精神科医に比べると、「自閉症スペクトラム」をかなり広い範囲まで含めて捉えているかもしれません。そのことの意味は、第3章で詳しく説明しますが、そのような見方をするようになったのは、発達障害の子どもたち一人ひとりを地域で長期間にわたって継続的に診てきた結果なのです。そのように広く捉えた場合、**「自閉症スペクトラム」は人口の10%は存在すると考えられます。**いま、それを裏付けるデータが徐々に出始めています。

「広汎性発達障害」から「自閉症スペクトラム」へ

わが国では、21世紀に入ってから、発達障害に関する啓発書がたくさん出版されています。「自閉症スペクトラム」とは、この発達障害という大きなくくりの中で論じられてきたもののうち、**「自閉症」「高機能自閉症」「アスペルガー症候群」**などの仲間の総称です。この仲間は、これまで正式には**「広汎性《こうはんせい》発達障害」**というグループ名で呼ばれてきましたが、近年、「自閉症スペクトラム」と呼ぶことを推奨する専門家が徐々に増えてきました。

世界中の精神科医が共通の物差しとして使っている国際的な診断分類のひとつに、アメリカ精神医学会が出版している『精神障害の診断・統計マニュアル』(DSM)があります。2013年5月にその第5版(DSM-5)が出版されましたが、そこでは、「広汎性発達障害」というグループ名が廃止され、「自閉症スペクトラム障害」が初めて診断名として採用されました。正式に国際診断分類でも採用されたことによって、今後、この名前がより広く知られることになると思います。

さらに専門家は、「自閉症スペクトラム障害」だけでなく「自閉症スペクトラム」という言葉も使います。この両者の関係について、本書では第3章で詳しく解説しますが、自閉症スペクトラムの中には、必ずしも障害者と見なす必要のない人たちが含まれます。

「広汎性発達障害」や「発達障害」という言葉では対象としてこなかった、障害ではないタイプの人たちまで含めて考えるところが、「自閉症スペクトラム」という言葉の特徴です。このような考え方が可能となることにより、これまでの発達障害に対する認識が大きく転換されるのではないかと思います。

発達障害をめぐっては、幼児期、学童期、思春期、成人期というライフステージごとに、生きづらさや周囲の人たちの悩みが論じられています。でも、多くの専門家は、その人たちが最も困っている時期にしか、しかも限られた期間しか関わりません。自分が関わるよりも前の情報は、伝聞でしかわかりません。また、自分がその時点で何かの判断をしても、その判断が何年か後にどのような結果につながるのかを、自分の目で直接確認できる機会は少ないのが現状です。

いま必要なのは、幼児期から成人期に至るまで、時間の経過とともにどのように成長し、問題や悩みがどのように変化していくのか、そして、適切な支援を得るとどのように変化するのかについて、長期的視点に立って観察してきた専門家が、その経験をわかりやすく伝えていくことなのだと思います。それによって、「自閉症スペクトラム」に対して新しい視野が広がってきます。

まだ耳慣れない言葉と感じる読者も多いと思いますが、この本を通して、皆さんが「自閉症スペクトラム」に対する理解を深め、その知識と知恵を日々の生活に活かしていただければと思います。

決して他人ごとではない自閉症スペクトラム

ここに、2名の人物像を描いてみます。皆さんの周りに、こんな人はいませんか?

Aさんは36歳の男性。大学の工学部を卒業して、電機メーカーに就職しました。真面目な性格で、与えられた仕事は期日までにきちんとこなします。人づきあいはあまり得意ではないと自分では思っていますが、会社の同僚に誘われれば、飲みに行くことはそれほど苦ではありません。酔うと雄弁になりますが、少し話が理屈っぽいため、若い女性社員からは敬遠されがちです(ただし、敬遠されていることに本人は気づいていません)。

大学のボランティアサークルで一緒だった同学年の女性と28歳のときに結婚し、現在は5歳と3歳の子どもがいます。子どものことは可愛がっていますが、まだ相手が幼児なのに、子どものちょっとしたいたずらや悪ふざけに対して、本気になって怒り出してしまうことがあります。

「食事は家族そろって食べる」ことをモットーとしていますが、だからといって食事中に会話がはずむわけではありません。むしろ、食事中にテレビがついていると、つい夢中になって観てしまい、妻が話しかけても上の空です。そのくせ、自分が話しかけても妻が気づかないでいると、むきになって、気づくまで大声で同じ話しかけを繰り返します。

学生時代からオーディオマニアで、特定のオーディオ雑誌を20年間欠かさず購読し、1冊も捨てることなく大事に保管しています。

Bさんは28歳の女性。中学生の頃までは、大人しくて目立たない子どもでした。思春期の女の子たちがグループを作っていつでも一緒に行動することが、自分の肌に合わないと感じていました。仲の良い友だちはいましたが、どこかへ出かけるとき、ほかの女生徒たちが途中で待ち合わせて、集合場所まで一緒に行くのを不合理だと考え、いつも一人だけ現地集合していました。

高校生のときにある作家の描く漫画のファンになり、その作家の漫画はすべて買い集めました。ファンクラブのイベントなどにも熱心に参加するようになりました。その作家のファンが運営しているインターネットのサイトや、ブログ、ツイッターなどのソーシャル・ネットワーキング・サービス（SNS）に毎晩熱中し、それらを通じた知り合いが何人かできました。

地元の大学を卒業し、親の知り合いの紹介で小さな会社の事務をやっています。仕事は几帳面にこなすため、信頼されています。


いかがでしょうか？　Aさん、Bさんのような人たちは、決して珍しいタイプではありません。皆さんの知り合いの中にも、きっといるのではないかと思います。あるいは、自分と重なる部分が少なからずあると感じられる方も、いるのではないでしょうか。

実は、AさんとBさんは、「自閉症スペクトラム」の特徴を持っています。

「ちょっと待って！」と言う声が聞こえてきそうです。「自閉症」といえば、重い障害だと聞いたことがあるけれど、こんな、どこにでもいそうな人たちを、軽々しく「自閉症」と言っていいのか？　このような感想を持たれた方がいても、おかしくないと思います。

確かに、かつて自閉症は、稀にしか見られない重い障害と考えられていました。しかし、1970年代後半以降、典型的な重度の自閉症ではないけれども、その特性が見られる人たちも自閉症の仲間に含めようという考え方が、専門家の間で徐々に広まってきました。そして、ほんのわずかにでも自閉症の特性が見られる状態から典型的な自閉症までを幅広く含めたグループを、「自閉症スペクトラム」と呼ぶことが専門家の間では一般的となったのです。

そのような考え方の浸透とともに、自閉症スペクトラムの人たちが決して珍しい存在ではないことが、明らかとなってきました。わが国でも、21世紀に入ってから、医療、保健、福祉、教育、労働などのさまざまな領域で、「自閉症スペクトラム」という言葉が浸透してきています。

普通に社会生活を送っている自閉症スペクトラムの人たち

自閉症スペクトラムの人たちに共通する特性は、「臨機応変な対人関係が苦手で、自分の関心、やり方、ペースの維持を最優先させたいという本能的志向が強いこと」です。このような特性を持つ人たちは、普通に社会生活を送っている人たちの中にもいます。

AさんとBさんは、その代表です。自閉症スペクトラムの人たちが、他者からどのように見えるかという視点を多めに取り入れて描いたのがAさんです。一方、このタイプの人がどのように考え、感じているかという視点を多めに取り入れて描いたのがBさんです。

まず、「臨機応変な対人関係が苦手」という特性から、個別に見ていきましょう。

Aさんの場合、「話が理屈っぽい」こともそうですが、さらに自分の理詰めの思考が、飲み会の席など、場面によっては他者から敬遠されがちであることに気づいていません。子どものちょっとしたいたずらや悪ふざけに対して本気になって怒り出してしまうところも、相手によって対人行動を臨機応変に調整することが苦手である表れです。

テレビに夢中になると他者からの話しかけに応じられなくなることと、逆に、他者が応じないときに、同じ話しかけをしつこく繰り返してしまうことのギャップも特徴的です。Aさんでは、臨機応変な対人関係が苦手であることが、他者から見ても目立ちますが、自分では必ずしもそのことに気づいていないかもしれません。

一方、Bさんの場合、大人しくて目立たないため、臨機応変な対人関係が苦手であることに、他者は気づきにくいかもしれません。でも、多くの女性からは、「つきあいが悪い」「ちょっと変わっている」などといった印象を持たれるかもしれません。

顔と顔を突き合わせた人づきあいよりも、臨機応変に調整する必要のないインターネットなどによるコミュニケーションのほうが得意であることも、自閉症スペクトラムの所見と言えます。

次に、「自分の関心、やり方、ペースの維持を最優先させたいという本能的志向が強い」という特性を見てみましょう。

Aさんでは「話が理屈っぽい」（理詰めの話が好きという自分の関心、やり方を最優先させたい）、「食事は家族そろって食べるというモットー」（自分で決めたやり方を最優先させたい）、「食事中テレビについ夢中になってしまう」（関心のあることを本能的に最優先させる）、「妻が聞いていないと大声で同じ話しかけを何度も繰り返す」（自分のペースの維持を最優先させたい）、「オーディオマニアで雑誌を欠かさず買い集める」（自分の関心事を最優先させたい）などのエピソードで示されています。

一方、Bさんでも、「特定の作家の漫画に熱中する」「インターネットやSNSに熱中する」というエピソードはこれに該当しますが、むしろ「女の子同士のグループでいつも行動することが肌に合わないと感じる」「集合場所と別の場所で仲の良い友だちがいったん集まってから出かけるのは不合理と思う」といったエピソードのように、多くの人たちが「楽しい」「よい」と思うことが自分の優先事項と異なるため、違和感を覚えるところが特徴です。

さまざまなバリエーション

おわかりになっていただけたでしょうか？

Aさんのように、微妙な場の空気を読むのが苦手、真面目だが自分の流儀を押し通そうとするところが目立つという人は、皆さんの周囲にも少なからずいるのではないでしょうか？　あるいは、皆さん自身が、これまでの人生の中で、Bさんのように微妙な違和感を覚えながら生活してきたということはないでしょうか？

このような特性があることによって、スムーズな社会参加が難しくなる人も大勢います。想像してみてください。他人の会話に強引に割り込んでくる人、公共の場で独り言を言っている人、臨時ニュースで予定のテレビ番組が始まらないとカンシャクを起こす人……。こうした人たちに対して、親しく友人としてつきあうことに抵抗を覚える人は、残念ながら少なくないと思います。

逆に、本人の立場で考えてみましょう。多くの人がピンとくる話に、自分だけついていけない。皆が面白いと言っていることが、自分にはどうしても面白いと感じられない。自分が興味のあることを話し始めると、いつもなぜか皆、返事をしてくれなくなる。このような体験が毎日のように続くと、人づきあいが嫌になってしまいます。

いま、自閉症スペクトラムの人たちの中には、このような状況に置かれて、生きづらさを感じている人たちがたくさんいるのです。

自閉症スペクトラムの特性は、さまざまな形を取りながら、乳幼児期から成人期までのあらゆる時期に見られます。

次章では、自閉症スペクトラムの個々の特徴について、具体例を挙げながら紹介します。

第２章　特徴から理解する自閉症スペクトラム

すべての自閉症スペクトラムの人たちに共通して見られる特徴は、「臨機応変な対人関係が苦手であること」と「自分の関心、やり方、ペースの維持を最優先させたいという本能的志向が強いこと」です。

1. 共通する特徴①：臨機応変な対人関係が苦手

自閉症スペクトラムの人たちは、臨機応変な対人関係が苦手です。本人自身もそう自覚し、周囲の人から見てもうまくできていない場合が多いですが、中には、本人はうまくやっているつもりなのに、周囲の人から見るとそうでない場合や、その逆で、本人はうまくいかないと悩んでいるけれど、周りは気づいていない場合もあります。この特徴は、よく見ると乳幼児期から明らかとなってきます。

乳児期〜幼児期前半

以前から知られている典型的な自閉症の子どもたちは、乳児期から対人行動の異常に気づかれることもあります。抱っこされても抱かれる姿勢を取らない、もの静かであまり泣かない（このため、「赤ちゃんのときは育てやすかった」と話す親御さんもいます）などのエピソードをよく聞きます。ただ、乳児期のこうしたエピソードは、後で自閉症スペクトラムと診断された人たちの親御さんが、過去を思い出して述べたものであり、客観性が十分に保証されているとは言えないことに注意が必要です。

また、乳児期にこれらの様子を示す子どものうち、どれくらいの割合が後に自閉症スペクトラムと診断されるのかは、わかっていません。逆に、自閉症スペクトラムの人たちでも、乳児期にこれらのエピソードがなかった人たちもたくさんいます。

子どもがさまざまな形で活発に対人行動を取るようになる1歳半頃から、自閉症スペクトラムの子どもたちの対人行動の特徴は、徐々に明らかとなってきます。典型的な自閉症の人では、発語の開始が遅れることや、発語がなかなか増えないということで判明する場合がよくあります。

中には、1歳前半頃までにある程度の発語が出て、数か月間は話していたのに、1歳半～1歳後半頃から、急にそれらの言葉を話さなくなったというエピソードを示す場合があります。これは、**「折れ線現象」**と呼ばれており、この現象が見られたら、ほぼ間違いなく自閉症スペクトラムと診断できます。多くの場合、いったん折れ線現象が出現しても、数か月から1～2年程度で再び発語が出現します。

発語が見られていても、自閉症スペクトラムの子どもの言葉は、必ずしも他者に向けて発していいるとは言えないのが特徴です。むしろ、乳児期から幼児期前半頃にかけての発語の大半は、よく観察してみると、他者にメッセージを伝える意思を伴っていません。誰かの発言（親だけでなく、テレビから聞こえてきたセリフなど）をその場でオウム返ししたり、後になっても思い出して繰り返したりする**「エコラリア」**という現象がしばしば見られます。

言葉を用いないコミュニケーション（非言語的コミュニケーション）にも、特徴があります。言葉の遅れがない自閉症スペクトラムの子どもたちでも見られるという意味では、こちらのほうがより特徴的です。

一般の子どもたちは、1歳になる前後から、さまざまな非言語的コミュニケーションが発達してきます。中でも重要なものは、**「社会的参照」**と**「共同注意」**です。

「社会的参照」とは、乳幼児が何かの行動中に頻繁に親の表情をうかがうことです。親がおだやかな表情でいると、子どもは安心してその行動を続けます。親が心配そうな表情や険しい表情をすると、子どもは不安になってその行動をやめ、親の元へ戻ってきます。

「共同注意」とは、他者が何かに注意を向けていることに気づき、自分も同じ対象に注意を向けようとする機能です。たとえば、2人で話しているときに、ひとりが相手の後方にふと視線を向けると、相手も振り返ってそちらの方向を見て確認しようとします。あるいは、相手の背後から何かを差し出すと、それを見た相手は、その物を見るだけでなく振り返って相手を見て、どのような意図があるのかを確かめようとします。こうした機能が「共同注意」です。

乳幼児期の子どもの場合、自分の興味のある物を相手に見てもらいたくて指をさして示したり、その物を持って行って相手に見せるという行動や、相手が指をさした方向を振り向いて見たり、何かを示されたときにその物と相手とを見比べるという行動が、1歳前後から活発に出現してきます。

自閉症スペクトラムの子どもたちでは、この「社会的参照」や「共同注意」の出現が遅いことが知られています。典型的な自閉症の子どもや、発達の全般的な遅れを伴っている子どもでは、これらが出現する時期そのものが3歳以降とかなり遅れることが多いのです。発達の全般的な遅れを伴っていない子どもの場合、1歳前後からこれらの機能が出現することもあるのですが、一般の子どもに比べると出現頻度が低く、何度も促すとときどき見られる程度です。

そのほか、対人関係を円滑かつ効率的に進めるためのさまざまなコミュニケーション行動が、自閉症スペクトラムの乳幼児ではどこかぎこちないのです。

たとえば、通常は1～2歳で見られるようになる「肯定（yes）」の意味で行う「頷き」（首を縦に振る行動）と「否定（no）」――「拒否」でないことに注意――の意味で行う「首振り」（首を横に振る行動）をあまりスムーズに行いません。あるいは、名前を呼ばれたときなどに「ん？」「え？」などと軽く返事をすることをせず、幼稚園の先生がやるように「○○くん！」「△△ちゃん！」と呼ばれたときにのみ挙手して、「ハイ！」と返事をする（このとき、相手を見ない）、なども特徴的です。

また、バイバイの動作をするときに、掌《てのひら》を自分のほうに向けて振ることがあります。自閉症スペクトラムの人すべてがそうというわけではありませんが、逆に、一時的にでもこの現象が見られる子どもは、ほぼ間違いなく自閉症スペクトラムと考えてよいでしょう。

幼児期後半〜学童期

幼児期後半は、家庭で親といつも一緒という生活から、幼稚園や保育園など、同年代の子どもたちとの集団生活に足を踏み入れていく時期です。それに伴い、単に言葉を話すかどうかではなく、どんな内容の言葉を話すか、会話の内容がほかの子どもたちとどの程度かみ合うか、内容のずれをどの程度感知して調整しようとするか、などの点において、自閉症スペクトラムの人たちは、同年代の子どもたちとのずれが目立ち始めます。

自閉症スペクトラムの人たちは、視線や表情、姿勢を使った共感性、それから友人関係、他人の情動に対する反応、喜びや興味や達成感を分かち合う姿勢などが、どこか通常の人たちと異なります。最も古くから自閉症として知られる典型像は、孤立しがちで1人を好むという対人行動の特徴です。しかし、近年では自閉症の概念が広がってきて、受身的で返事はできるけれども、自分から積極的に人と関わろうとしないという受動的な対人関係も含められるようになりました。

さらに、一見すると人なつこくて積極的に人に関わりを求めるが、その関わり方がワンパターンで一方的、相手の反応に無頓着で、自分の言いたいことだけ言って去ってしまう。また、自分の聞きたい答えが聞けるまで、何度も同じ質問を繰り返すなど、一方通行の対人関係を取る場合も含められるようになっています。

幼児期後半以降、話し方の抑揚が平板である人や、逆に、アナウンサーのようにはっきりした抑揚を使い、かえってわざとらしく聞こえてしまう人がいます。ある程度長い話ができるようになると、今度は会話がかみ合わないことが目立ってきます。

幼児期後半頃からは、不自然な敬語や、「しかるに」などの大人びた言葉を使う子どもがいます。小学校高学年以降になると、皮肉や冗談が通じないで真に受けてしまう、字句通りに捉えてしまう、などの特徴が見られます。

言語だけではなく、非言語的コミュニケーションにも特徴があります。身振りや指差しがうまく使えない、視線を使ったコミュニケーションができない、言外の意味や暗黙の了解事項、話の文脈などの理解ができない。つまり、ひところ流行った言葉で言うと、「空気が読めない」といった特徴が目立つようになります。

ある5歳の子どものエピソードです。ほかの子どもが自転車に乗っていて転んでしまったのを見かけたので、駆け寄っていき、相手をのぞきこんで心配そうに「大丈夫?」

と声をかけたのです。相手のことを心配して「大丈夫?」と声をかけるなんて、多くの人の頭の中にある「自閉症」のイメージでは考えにくいことです。この子どもは、相手に話しかけるという行動が取れています。でも、よく見ると、その子が声をかけている相手は、転んだ子ではなく自転車だったのです。

別の子ども（6歳）の例です。その子がひとりで砂場で遊んでいるときに、ほかの子から「ねえ、ひとりなの?」と声をかけられたのですが、その子は全く何も反応しませんでした。相手の子どもは不思議そうな表情で去っていき、別の場所で遊び始めました。5分ほどしたところで、さっき相手に何も答えなかったその子が、突然、砂場から出てきて、相手のところに行き、こう言ったのです。「僕は4人家族だよ」。

小学校1年生のある子どもは、学校で配布物を配られたときに、「なくさないように名前を書いておいてください」と先生に言われて、「なまえ」と書きました。別の小学校4年生の子どもは、母親が怪我をしたため病院で手当てを受け、帰宅が遅くなったところ、心配そうに出迎えて「夕ご飯まだ?」と訊ねたため、母親は悲しくなってしまいました。

対人行動の特徴は、思春期以降も続く

このような対人行動は、思春期以降も頻繁に見られます。

ある中学生は、喧嘩で怪我をさせてしまったクラスメートの家に母親と一緒に謝りに行ったとき、神妙に謝って相手から許しを得たその場で、「謝ってスッキリしたよ」と笑顔で母親に話しかけたため、相手がムッとしてしまいました。高校生のある男子生徒は、好きな女の子から「今度みんなで映画に行こう」と言われたところ、「じゃあ、明日にしよう」と主張して、相手が唖然としてしまいました。

ある大学生は、サークルの飲み会で初めて幹事をしたときに、先輩から「全員に参加を呼びかけろ」と言われたため、当時、交通事故で入院中だった友だちにまで電話して、「必ず来るように」と強い口調で説得しました。ある社会人は、会社の忘年会で上司が「今日は無礼講でいきましょう」と言ったところ、その上司に向かって呼び捨てで名前を連呼したので、同僚がヒヤヒヤしてしまいました。

流暢に話せるタイプの自閉症スペクトラム（「アスペルガー症候群」というタイプ）の人たちは、表面的な会話だけでは、その異常さがあまりわかりません。ところが、ある程度のつきあいを重ねていくうちに、次のような特徴が明らかになります。

たとえば、自分の関心ごとを長々と話し続けて、場の状況や相手の表情に無頓着なことがよく見られます。妙に丁寧で慇懃無礼《いんぎんぶれい》に見えてしまうような言葉づかいの人もいます。話の内容が細部に入りすぎることが多く、必要以上に細かいデータを盛り込むので、話が長くなってしまうケースもしばしば見られます。表情がちょっと不自然で、会話しているのに微妙に相手を見ず、視線がそれていることもよくあります。

特徴的な対人行動の心理的メカニズム

こうした一連の対人行動に共通することは何でしょうか？　彼ら本人の立場に立ってよく考えてみると、彼らなりの筋が通っています。

たとえば、幼児期の砂場でのエピソードでは、「ひとりなの？」という質問に対して、「4人家族」と答えるのは、理屈の上では、あながち不正解とも言えません。病院から帰ってきた母親を出迎えたとき、いつもより遅くなっている夕飯のことを案じてはいけないわけでもありません。クラスメートと喧嘩した中学生の例では、相手が許してくれたのですから、謝罪の件は一件落着のはずです。

でも、いずれの場面も、周囲の人たちからは、どこか変だと思われてしまいます。

もし、このようなコミュニケーションを取る人が身近にいると仮定して、なぜそれが変だと思うのか、その理由を皆さんは明快に説明できますか？　説明しろと言われると、案外難しいものです。

実際の対人場面で、多くの人たちは、このような行動を取る人に対して、なぜそれが変なのかを説明してあげようとはせず、冗談だと思って笑うか、ふざけていると思って気を悪くするか、いずれにせよ感情反応だけで終わってしまいます。それは、「そんなことは、言わずもがなでわかるはず」という感覚と、「そんなこともわからないなんて、人としてあり得ない」という感情が、無意識のうちに働いているからです。

これらの場面における自閉症スペクトラムの人たちの論理構造は、ある側面から見ると筋が通るのですが、別の側面からの視点が欠けています。

自転車に乗っている子どもが転んだとき、子どもが怪我をするだけでなく自転車も損傷を受けます。どちらの損傷も心配という考え方は、たしかにあります。でも、「大丈夫？」と声をかけるのは、人に対してだけでよくて、自転車に声をかけることを普通はしません。なぜなら、「大丈夫？」と声をかけるのは、大丈夫かどうかの情報を本人と周囲の人が共有するという目的や、怪我をした人に対して「私はあなたの怪我を心配していますよ」というメッセージを伝える目的があるからです。自転車について、そのような目的は不要です。

砂場で遊んでいる状況で「ひとりなの？」と質問する場合、実は、人数を尋ねているわけではないのです。「もしよければ、一緒に遊ばない？」と誘っているのです。表向きはそのような言葉を使わなくても、多くの子どもたちはピンときます。

怪我の手当てを受けて病院から帰ってきた母親の多くは、出迎えた子どもから「大丈夫？」と声をかけてほしいのです。この「大丈夫？」という言葉は、事実確認ではありません。自転車の例と同様、「怪我をしたお母さんのことを心配しているよ」というメッセージなのです。その言葉を聞くことで、自分の身を案じてくれている相手に対して感謝の気持ちを持ち、ホッとするのです。

ところが、そんな母親の心情に、自閉症スペクトラムの人たちはなかなか気づきません。大丈夫でなければ病院からは帰らないはず。帰ってきたということは、大丈夫ということ。自閉症スペクトラムの人は、このような論理的に明白なことを、わざわざ相手に質問することの意味がわかりません。それよりは、母親が病院に行っていたため定刻に始まっていない夕飯が、いつ食べられるのかのほうが心配なのです。

もっと微妙なコミュニケーションのずれ

さて、ここまで、自閉症スペクトラムの人たちが示す対人行動の特徴を、具体例を挙げながら示してきました。でも、これまで示した例は、誰が見ても「ちょっと変」とわかるものを集めたのです。実際には、もっと微妙なコミュニケーションのずれがたくさんあります。

会社員をしている自閉症スペクトラムのCさんは、何かの話のついでに同僚に自分の好きな作家の話題を出したとき、相手が「いいですね」と言ったので、数日後にその作家の本を1冊持ってきて、「これ、面白かったから、ぜひ読んでください」と言ってその相手に貸しました。数日後、相手が本を返しにきたときに感想を尋ねたところ、「面白かったけど、ちょっと難しかったかな」と言われました。

そこで、さらにその数日後、Cさんは同じ作家の別の本を1冊持ってきて、「これのほうがわかりやすいと思うから、貸してあげますよ」と言って相手に貸しました。数日経っても相手が本を返しにこないので、相手の部署に出向いて「あの本、読みましたか？」と尋ねてみたところ、「すみません、まだ読んでいません」との返事でした。

1か月ほどして、相手がその本を返しにきました。感想を尋ねたら「面白かった」と答えたので、『〇〇』という本も面白いですよ。持ってますか？」と聞いたところ、「いや、この作家の本はあまり持ってません」と答えました。そこで、「じゃあ、今度、あなたが持っていないこの作家の本をたくさん貸してあげますよ」と言って、その場は別れました。

数日後、相手の同僚が別の同僚に対して、「Cさんが一方的にしつこく本を貸しつけてきて、恩着せがましい態度を取るので困る」と相談しているところをCさんは目撃し、ショックを受けたのです。

Cさんから見れば、自分が面白いと思う作家を「いいですね」と言ったから、当然、相手も興味があるのだと思ったわけです。1冊目の本を貸したときの感想が、「ちょっと難しかった」だったので、次はもう少しやさしい内容のものを選んで貸したのです。「この作家の本はあまり持っていない」と言われたから、「興味はあるけれどあまり持っていないのだな。だとすると、たくさん貸してあげれば喜ぶはずだ」と思ったから、「たくさん貸してあげますよ」と申し出ただけなのです。

読者の皆さんの中にも、日常生活で、同様の考え方をすることがある、という方はいるかもしれません。

ところが、相手の立場になってみると、異なる視点が出てきます。

社会人ともなると、相手が話題に出した作家について、露骨に否定的な感想を言うことは珍しいものです。そこで、多くの人は、好きな場合や興味がある場合には、そのことを表情や声のトーンなどを駆使してなるべく明確に伝え、そうでない場合には、否定もしないが全面的に肯定したり「好きだ」と言ったりもしない、という微妙な表現の違いで、自分の意見を相手に汲んでもらおうとします。

この事例では、「面白かったけど、ちょっと難しかったかな」というように若干の留保を示す、2冊目はすぐに返さない（興味があればすぐに読むはず）、「その作家の本はあまり持っていない」と言うことで、自分から本を買って読むほど好きなわけではないことをほのめかす、など、いくつかのメッセージが出されているのです。

2冊目でも「面白かった」と言ったではないか、と思われる方もいるかもしれません。でも、この場面は、「面白かった」か「面白くなかった」かのどちらかしか答えようがない場面であり、「面白くなかった」とは、普通、なかなか言えません。

こうして、Cさんと同僚との間には、少しずつ誤解が生じ、Cさんがよかれと思った好意的行動が、相手を困らせてしまったのです。

このような経験は、社会生活の中では頻繁にあるように思われるかもしれません。でも、実際にはそんなに頻繁でしょうか？　Cさんのような行動をときどきする人は、皆さんの知り合いの中でも比較的限られているのではないでしょうか？　あるいは、ほかの人ではそういうことがないのに、なぜか、あなた自身はCさんのような体験をしてしまうことがありませんか？

自閉症スペクトラムの中でも、その特徴が軽微になると、こうした微妙な対人関係の齟齬《そご》から、気がつくと根深い対人トラブルに発展してしまい、そこで初めて問題に気づくということもあるのです。

2．共通する特徴②：「こだわり」が強い

この章の冒頭でも述べましたが、自閉症スペクトラムの人に共通する特徴として、

「自分の関心、やり方、ペースの維持を最優先させたいという本能的志向が強い」というのがあります。

この特徴は、生活のあらゆる場面で、さまざまな形を取りながら現れます。典型的な自閉症の人たちは、興味や行動の範囲が狭く限定され、パターン化されやすいことから、特定の物事に愛着を持つ、手順や配置にこだわる、特定の記号やマーク、天気図・地図、電話帳などに偏った興味を持つことが、以前からよく知られています。

知的発達の遅れが目立つ人では、自分の身体を用いた**「常同行動」**がよく見られます。これは、たとえば、手をひらひら振るなど、同じ行動や行為を目的もなく何度も繰り返すものです。幼児期には、ごっこ遊びのような状況がどんどん変化する遊びをあまり行いません。決まったパターンが変化すると強い抵抗を起こし、このときに、しばしば「パニック」と言われる現象や、自傷行動、他害行動などが見られます。

知的発達の遅れが目立たない人でも、幼児期にはこうした行動が目立つことがあります。しかし、年齢が上がるとともに、強い興味やパターン化の対象が、身体を用いた常同行動のような感覚運動的活動から、より知的な活動や、ある種の社会的行動へと移っていきます。

好きな領域に関する機械的記憶に優れて、「○○博士」と呼ばれるほどになる場合や、何でも他者と競いたがり、一番にならないと大パニックを起こす場合（私たちは、これを**「一番病」**と呼んでいます）などがこれに当たります。それから、ルールを守れるようにはなるのですが、逆に守りすぎる、あるいは、自分だけでなく、ほかの人も守らないと激怒する、などの特徴が見られることもあります。

以下では、「自分の関心、やり方、ペースの維持を最優先させたいという強い本能的志向」のことを簡単に**「こだわり」**と称することにします。こだわりは、自閉症スペクトラムの重要な特徴であるにもかかわらず、どのように理解してどう支援に活用すればよいのか、あまり体系的には語られてきませんでした。ここでは、こだわりについて押さえておくべき重要な法則を2つ紹介します。

認知が発達すると、こだわりも発達する

まず1つめは、こだわりの内容に関するもので、「認知が発達すると、こだわりも発達する」という法則です。

かつて、自閉症特有の症状と知的発達の遅れとの関係について、専門家にもまだよ

くわかっていなかった頃、一部の研究者たちは、認知機能が発達すれば、それに伴って自閉症の特徴が改善するのではないかと期待していました。そこで、認知機能を高めることを狙いとした教材を開発して、自閉症の子どもたちに取り組ませる試みが、いろいろと行われました。

しかし、残念ながら、期待通りにはいきませんでした。現在では、知的障害を伴わない「高機能自閉症」をはじめとする、自閉症スペクトラムに関する知識が増え、認知機能が発達しても、自閉症の特徴が消失するわけではないことを、多くの専門家が痛感しています。

たしかに、認知機能が発達することによって、発語が増加するなどコミュニケーション能力の伸びは見られます。それでも、第1章で述べたように、微妙な対人関係を臨機応変に調整することは困難なままで残ります。そして、もっと重要なことに、認知機能が発達するとともに、こだわりは、むしろ発達を遂げながら持続するのです。

近年よく知られるようになった、「アスペルガー症候群」に代表される高機能の自閉症スペクトラムの人たちは、成長するとともに、興味のある領域に関するマニアックな知識を身につけ、いわゆる「オタク」などと呼ばれるようになることがあります。

そのような事例を見れば、「認知が発達すれば、こだわりも発達する」ということが実感できると思います。

こだわり保存の法則

こだわりに関するもうひとつの法則は、こだわりの量的側面に関するもので、「こだわり保存の法則」と私たちは呼んでいます。ある人が有しているこだわりの特徴は、経験上、トータルの量としては一定であるように思われます。それは、物理学で習う「エネルギー保存の法則」などと同様に考えると、わかりやすいでしょう。

自閉症スペクトラムの人のこだわりの対象は、必ずしもずっと同じというわけではありません。ひところ「マイブーム」という言葉が流行りましたが、自閉症スペクトラムの人たちがこだわる対象も、まさに「マイブーム」が盛り上がり、しばらくすると冷めていくということを繰り返す部分があるのです。

しかし、あることに対するこだわりは冷めても、「何かにこだわりを持つ」ということのエネルギーそのものは保たれて、その対象がほかに向けられるのです。ある時期は、物の配置がいつも同じであることにこだわっていた人が、いつの間にか、そのことへの興味は低下し、そのかわりに、いつも同じ道順で出かけることにこだわるようになっている、といったことを臨床家はよく経験します。

さらに、前述のように、発達とともにこだわりの対象がより高度なものへと移っていく際にも、こだわる傾向の総量に変化はないように思われます。

こだわりを活用しよう!

この2つの法則は、物理学のように、量を測定して証明できるようなものではないかもしれません。でも、とても実用的です。ちょっと立ち止まって考えてみましょう。

自閉症スペクトラムの話題の中で「こだわり」というと、なんだかマイナスのイメージがあります。しかし、一般の日常会話の中で「○○さんにはこだわりがある」というとき、必ずしも悪いイメージとは限りません。むしろ、「△△さんの作る料理は、素材にこだわりがある」などのように、「こだわり」がほめ言葉として使われる場合も多いのではないでしょうか。

また、朝起床してから出勤するまでの一連の生活動作(洗面、料理、食事、着替え、戸締り)などは、多くの人が、知らず知らずのうちに一定の手順を作っており、その通りでないと違和感を覚えるのではないでしょうか。つまり、「こだわり」は使いようによってプラスにもマイナスにも働くのです。

自閉症スペクトラムの人たちのこだわりが症状として取り上げられるのは、これがしばしば一般常識からかけ離れた対象に向けられること、そして、しばしば程度が強すぎて社会生活の支障となることによります。

経験的に言えば、自閉症スペクトラムの人たちの多くは、成長とともにこだわりの対象が変化します。小さいときは、こだわりの対象が異常であった人たちも、安心できる環境が保障されて成長すると、趣味や生活習慣の中にこだわりが埋め込まれていきます。それに伴い、総量は一定なのですから、結果として社会的に異常なこだわりが減ったように見えます。

逆に、強い心理的ストレスに晒されていると、こだわりの対象が社会的に異常なものへと移ることや、こだわりの対象は異常でなくても、きわめて狭く、かつ程度が異常に強くなることがあります。

私は、いまのところ、こだわりをその人の精神的な安定度のバロメータと見なすのが実用的だと考えています。また、支援を考える際には、こだわりをなくすことを目指した治療を考えるよりも、「趣味や日常の生活習慣の中のこだわりを増やし、結果として異常なこだわりを減らす」という発想を持つことによって、いわば、こだわりを活用することを心がけています。

こだわりの心理的メカニズム

自閉症スペクトラムの人たちが示すこだわりの心理的メカニズムについて、考えてみます。

どんな人でも、やっていると時の経つのも忘れるほど好きなことはあると思います。また、生活の中でさまざまな決まりごとを作っていて、その通りにいかないときに違和感を覚えることはあると思います。そのような特徴があればすべて自閉症スペクトラムと考えると、世の中の人は、すべて自閉症スペクトラムになってしまいます。もちろん、そんなことはありません。

自閉症の心理学的研究で有名な、ロンドン大学のウタ・フリス（Uta Frith）という人は、自閉症のこだわりを説明する心理学的仮説として、**「中枢性統合」**という概念を提唱しています。これは、物事を構成する個々の部分よりも、まず全体像をざっと把握する機能という意味です。自閉症スペクトラムの人たちは、まず全体像を把握してから部分を見るのではなく、個々の部分しか見えず、それらの部分同士の関係や全体像が見えないのではないか、というのがフリスの仮説です。

細かい部分に過度に注目してしまうことが、生活の中ではこだわりとして表れると考えられます。たとえば、外出の際に、目的地に早くたどり着くことが最も重要なのに道順に強くこだわってしまうのは、早く着くという大局的な目的がよくわからずに、目先の道順に気持ちがとらわれてしまうから、ということです。

対人関係と「ルビンの壺」

高機能自閉症の人や自閉症スペクトラムの特性が弱い人の場合、それなりに対人関係への関心は出てきます。それでも、対人関係への配慮よりも、やっていることを優先し過ぎてしまうという本能的志向は、成人期まで持続します。

次ページの**図1**は、「ルビンの壺」という名前で知られる絵です。皆さんも、どこかでご覧になったことがあるかもしれません。

この絵は、黒い部分と白い部分のどちらを図として見て、どちらを地（背景）とし

図1　ルビンの壺

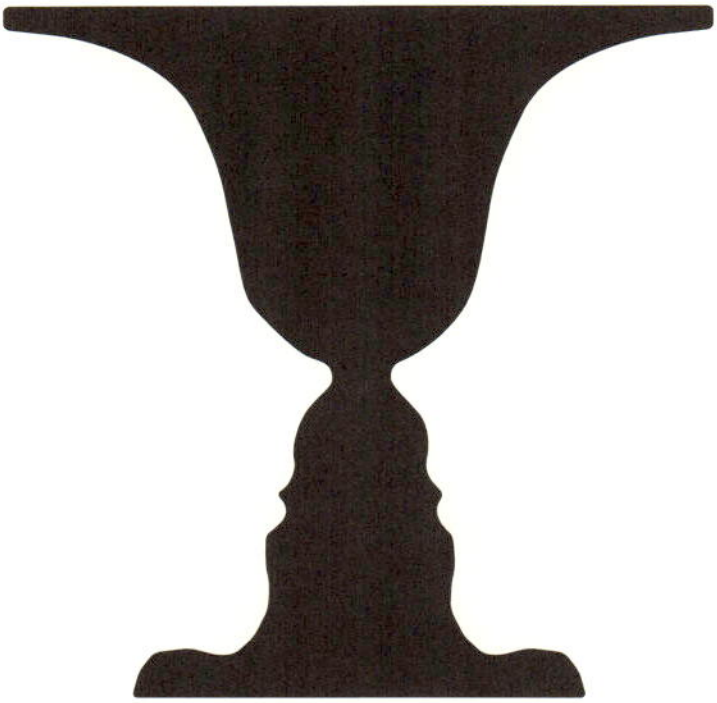

て見るかによって、見えるものが違ってきます（このような絵のことを「多義図形」「反転図形」などと呼びます）。黒い部分を図、白い部分を地として見ると、壺が見えてきます。一方、白い部分を図、黒い部分を地として見ると、2人の人が向かい合っている姿が見えてきます。

複数の人がいて、何かをするとき、しているる事柄や対象となる物と、それをすることによって生じる対人関係とは、「ルビンの壺」の「壺」と「2人の人」と同様の関係をなしています。どちらが図でどちらが地ということではありません。していることに注目する瞬間は、それが図になりますが、対人関係に注目する瞬間は、そちらが図になるのです。

このとき、していることを図として注目する傾向が強いのか、それとも対人関係を図として注目する傾向が強いのか、ここが人によって分かれます。たとえば、スポーツを想像してみてください。

スポーツには、そのこと自体の技術を身につけ高めるという目的や、技術を競って試合で勝つという目的もありますが、それと同時に、共通の活動を通して対人関係を築き、深めていくという目的もあります。試合中は勝負に徹しても、試合後には互いの健闘をたたえ合い、懇親の場では交流を深めたりします。

場合によっては、技術を高めたり試合で勝つことよりも、対人関係づくりのほうが主たる目的であるような活動すらあります。このような場は、表向きはスポーツの活動であっても、その実は、社交場という意味合いのほうがむしろ強いのです。

自閉症スペクトラムの人たちは、成人期になっても、対人関係よりも活動そのものを図とすることに対する本能的志向が強いという特徴があります。「スポーツなどを通して交流を深める」という考え方を理屈として知ってはいても、いざ実際にちょっとしたゲームなどをすると、つい、むきになってしまいがちです。

対人関係にこだわる場合もある

対人関係は、実は、かなり複雑な要素が絡み合っています。「仲良しだけれどもライバル」というような、一見、矛盾した要素が両立する場合があるのです。この場合、これらの矛盾した要素のどちらに注目するのかというところでも、一般の人たちは図と地の見方を細やかに転じながら、うまく両者の視点を使い分けています。

しかし、このような使い分けは、自閉症スペクトラムの人にはとても難しいのです。自閉症スペクトラムの人たちのうち、かなりの割合が経験する、こだわりの一種である「一番病」が、その例です。

一番病は、早ければ幼児期後半頃から見られます。幼稚園や保育園の集団生活で、先生たちは「友だち同士で仲良くしましょう」と子どもたちに教えます。その一方で、「誰が早く支度ができるかな？　よーいドン！」といった簡単な競争が、生活のいたるところに盛り込まれています。運動会は、競争の原理そのものです。このように、あるときは仲良くしつつも、別の場面では競争する、という対人関係は、自閉症スペクトラムの子どもたちにとって、矛盾に満ちているのです。

一般の子どもたちは、場面ごとに、仲良くすることと競争することのどちらを図にするかを、巧みに使い分けます。しかし、自閉症スペクトラムの子どもたちはそれができず、どちらかだけに図を固定させてしまいます。

そして、まだ低年齢の自閉症スペクトラムの子どもたちにとって、仲良くすることよりも競争することのほうが、結果（つまり勝敗）が明白です。したがって、競争することを意識するようになる幼児期後半頃から、自閉症スペクトラムの子どもたちは、さまざまなことで競争を挑み、一番になることに強くこだわるのです。

自分が一番になるためには、ずるい手段を使うこともためらわないため、周囲の子どもたちからはヒンシュクを買ってしまい、一番病が出現した自閉症スペクトラムの子どもたちへの対応は、かなり難しくなります。

このような特定の対人関係へのこだわりは、成人でもしばしば見られます。一番病のような極端なものではないにせよ、常に自分が特定の相手よりも優位（成績や業績が上など）であることに強くこだわる、人との会話の中で、いつも自分の自慢話が出るなどの特徴に、一番病の発展形が見られます。

逆に、後で述べるように、対人関係の中で傷ついてしまった自閉症スペクトラムの人たちの一部には、気配りすることにこだわりすぎてしまい、すべてのことについて他者の意向を尊重しようとするあまり、自己主張ができずに、ストレスをため込んでしまう人もいます。

3. その他に見られる特徴

ここからは、自閉症スペクトラムの定義には挙げられていないけれども、重要と考えられる特徴や、全員に発現するわけではないものの、しばしば見られる特徴を挙げていきます。

感覚の異常

視覚、聴覚、嗅覚、味覚、触覚、温痛覚などの感覚機能に、何らかの異常が見られることがあります。その領域の感覚がどのように異常なのかは、かなりの個人差があります。全般的にうるさい音が苦手という場合もありますが、特定の音、匂い、味などを強く嫌うケースがしばしばあります。逆に、特定の感覚刺激を強く好む場合もあります。暑さや痛みに対してきわめて鈍感であるなど、ほかの人に比べて特定の感覚刺激への感受性が異常に低い場合もあります。

このような感覚の異常は、過小評価されがちです。もともと自分の感覚機能を他人と比較することは難しい上に、自閉症スペクトラムの人たちは、他者と自分を比較することへの関心が低いため、他者に比べて自分の感覚機能が異常である、と気づきにくいところがあります。また、周囲の人も、自分にとって平気な感覚がとても苦手な人が存在するということに、ピンとくることが難しいのです。

特定の感覚刺激に対して、強い嫌悪感を示すような過敏さを有している人の場合、その感覚刺激が、たまたまほかの人にとってはそれほど嫌ではないものであったりすると、「そのうち慣れるから大丈夫」などと思われがちです。

たとえば、牛乳の味や匂いがどうしても苦手な子どもの場合、学校の給食で少しずつ飲む練習をするということが、よく行われます。そのやり方で牛乳が飲めるようになる子どももいるのですが、中にはどうしても慣れることの難しい子どもがいます。牛乳のように大多数の人が平気なものの場合、それを受け付けられない人への同情が得られにくいのです。

もしこれが、黒板を爪でひっかく音や、発泡スチロールをこすり合わせる音だったらどうでしょうか？　これらの音を聞くと鳥肌が立つという人がいても、少しずつ練習させて慣らしていくということは、あまり試みられません。多くの人が苦手な感覚刺激だと、このように共感されやすいのです。

自閉症スペクトラムの人たちが示す感覚の異常は、通常多くの人にとっては平気な感覚刺激がとても苦手である場合や、多くの人にとって苦痛な刺激が平気である場合などがあります。いずれも、通常とかなり異なる感覚なので、一般の人からの共感を得にくいのが特徴です。それだけに、日常生活の中でこれらの問題を軽視されたり、無視されたりすることが多いのです。

具体的で明確な情報への強い志向性

自閉症スペクトラムの人たちは、具体的で明確な情報を好みます。逆に、抽象的な事柄や曖昧な情報への関心が乏しいのです。

聴覚情報よりも視覚情報への志向性が強いことも、そのひとつです。「百聞は一見に如かず」という諺があるように、口頭による説明よりも、実際に見たほうがわかりやすいのは、一般の人も同様です。しかし、自閉症スペクトラムの人たちは、その傾向がもっと強いのです。

わかりやすいと、注意も向けやすくなります。「注目」という言葉はあっても「注耳」という言葉がないように、一般の人もそうです。テレビドラマでも、夫が新聞やテレビを見ることに夢中で、妻の話には上の空である場面がよくありますね。

視覚、聴覚、嗅覚などの分類を「感覚モダリティ」といいますが、自閉症スペクトラムの人たちは、外界からの情報を受け取る際に、１つの感覚モダリティに過集中してしまうようです。そこで、一般の人でも見られるような視覚情報への志向性が増幅し、視覚情報に過集中してしまうのかもしれません。

自閉症スペクトラムの人たちは、曖昧な情報の処理が苦手です。誰かに話しかけたとき、「いま忙しいから、後でね」と言われるより、「10分後に来てね」と言われるほうがわかりやすいのです。「また今度」「そろそろ終わりにしてください」「いまそちらに向かっています」などの表現よりも、「いまはできないけれど、明日ならいいよ」「5時になったら終わってください」「11時にそちらに着く予定です」などと、ある程度細部の情報が明確になっているほうがよいのです。

運動が不器用

自閉症スペクトラムの人たちの一部に、運動機能の異常が見られます。運動全般が苦手な人もいますが、部分的に苦手という場合もあります。

運動機能は、身体全体を動かす「粗大運動」と、手先など一部を用いる「微細運動」とに大別されます。粗大運動にも、歩く、走る、泳ぐなど、主として身体の協調運動のみで行うものや、ボールを投げる、蹴る、バットを振るなど、道具を用いるものなど、いろいろな種類があります。微細運動も同様に、字を書く、絵を描く、物をつまむ、箸を使うなど、さまざまです。

自閉症スペクトラムの人たちの中には、これらのたくさんの種類の運動機能の一部が、とても不器用な人がいます。ただし、運動がとても得意な人や、細かい作業をきわめて精緻な技術で行える人もいるため、運動の不器用さは自閉症スペクトラムの診断基準とはなりません。

いったん覚えたことをなかなか忘れない

自閉症スペクトラムの人たちの多くは、特定の領域に関する記憶力に優れています。

もちろん、知的障害を伴う人たちが存在することからもわかるように、記憶力全般というわけではありません。しかし、知能検査の上では知的障害となる人たちでも、ごく限られた領域に関する記憶力が、一般の人たちをはるかに凌ぐことを、専門家はよく経験します。

総じて言えば、知的障害の有無にかかわらず、自閉症スペクトラムの人たちは、自分が体験したエピソードを、映画のシーンのように記憶する力が優れているようです。また、関心のある領域についての機械的記憶に優れ、細部にいたるまで正確に覚えている人もいます。

中には、重度～最重度の知的障害がありながら、数字、写実画、音楽などに天才的な記憶力を示す人がおり、**「サヴァン症候群」**と呼ばれています。

このような記憶力のよさは、社会生活上の武器になり得ます。しかし、この能力がときにその人の心理的負担となることもあります。というのも、記憶力がよいということは、裏を返せば、いったん覚えたことをなかなか忘れられないということだからです。

一般に人は、何かを体験すると、それを短期記憶という形で記憶します。いったん記憶した内容のうち、その後もときどき想起された記憶のみが長期記憶となって保持されます。あまり想起されない記憶は長期記憶の貯蔵庫には入らず、忘れられてしまいます。また、長期記憶の貯蔵庫に入った記憶内容も、時間の経過とともに細部の情報は徐々に曖昧になっていき、年月が経つと、漠然とした不正確なものとなってしまいます。

これは、実は、精神の健康を保つためには必要なことでもあるのです。不快な記憶や悲しい記憶などは、時間とともに次第に細部がぼやけ、仮に思い出しても、以前ほど心が痛まなくなるのが一般的です。いつまでも細部まで鮮明に覚えていると、思い出すたびに強い心痛が起こってしまいます。忘れることは、心の防衛反応という側面もあるのです。

また、私たちは、生活の中で次々と新しい経験を積んでいきます。その中で、大事なことは優先し、そうでないことはあまり考慮しないでおくというように、物事の重みづけをしなければなりません。そうしないと、効率よく活動できないからです。そのためにも、不要なことは忘れ、大事なことだけを覚えておくことは、むしろ必要なのです。

ところが、自閉症スペクトラムの人たちの場合、いったん記憶したことが細部にいたるまで鮮明に保持され、忘れられないのです。そのため、一度でも不快な経験や悲しい体験をすると、それをいつまでも忘れられず、容易に思い出してしまい、そのたびに強い心痛を感じるのです。また、あまりにも細部をいつまでも記憶しているため、物事の優先順位がうまく決められず、生活全般に非効率となってしまいます。

相対的な関係を理解することが難しい

自閉症スペクトラムの人たちは、物事を単独で理解することができても、その物事とほかの物事との相対的な関係を捉えることが難しい場合があります。

知的障害を伴う自閉症の子どもたちは、通常の幼児では2～3歳でできるようになる比較の概念（大小、長短など）や関係の概念（上下などの空間関係や、前後などの時間関係）を理解することがなかなかできません。知的障害のない場合は、多少ゆっくりではありますが、これらはわかるようになります。

しかし、なお難しいのが人と人との関係です。多くの自閉症スペクトラムの人たちで、幼児期に見られることのある「エコラリア」（オウム返し）や独り言は、人と人との関係を理解することが難しいことの表れです。形の上では、相手と交互に発言するようになっても、人と人との関係の理解不足のために、内容的には会話になっていない場合があります。

たとえば、誰かが帰宅したとき、帰宅した人は「ただいま」、家にいて出迎える人は「おかえり」と言うのが通常です。ところが、自閉症スペクトラムの子どもの多くは、「おかえり」と言いながら帰宅したり、「ただいま」と言いながら出迎えたりすることがあります。

帰宅という場面では、「帰る人」と「迎える人」がいて、「帰る人」→「迎える人」のベクトルで「ただいま」、その逆のベクトルで「おかえり」と言います。ところが、自閉症スペクトラムの子どもたちの場合、人が2人いて、「ただいま」と「おかえり」という2種類の言葉が発せられる、というところまでしかわかりません。人と人との関係がわからず、言葉のベクトルがわからないのです。

言葉のベクトルは目に見えるものではありません。しかし、大多数の子どもは、これを教わりもしないのに本能的に感知できます。自閉症スペクトラムの人たちには、これが本能的には感知できません。

このように、相対的な関係を理解することが苦手であるという特徴は、成人期まで続きます。さすがにその頃には、「ただいま」程度の挨拶で間違えることはなくなりますが、もっと微妙な関係の理解が難しいようです。

大学生のDさんは、卒業論文の相談のアポイントを取るために指導教授に電話をしたところ、「いま手が離せないから、1時間後にかけ直すように」と言われました。言われた通り1時間後に電話をかけ直したところ、指導教授が「先ほどは失礼しましたね」と言ったので、Dさんは「大丈夫です。気になさらなくていいですよ」と答えました。

このやりとりを読んで、皆さんはどのように思われたでしょうか？　Dさんは、教授から言われた通りに電話をかけ直していますし、電話口では、教授に対して敬語も使えています。しかし、それでもなお、Dさんの発言は、学生から指導教授に対するものとしては失礼にあたることに、気づいていただけたでしょうか？

「気になさらなくていいですよ」という言葉は、失礼を気にしているであろう人に対して、相手が述べるのですが、通常、この言葉を述べる人のほうが目上、あるいは、何かを頼まれる立場の側にいるのです。Dさんと指導教授の立場は逆にあたります。この場合、教授から「失礼しました」と言われた学生は、「とんでもありません」という趣旨の返事をするのが通常です。

このように、複数の人がいる場合には、それぞれの社会的立場によって、人と人との相対的な関係が発生し、それによって、交わされる言葉の用い方も違ってくるのです。これは、暗黙のルールであり、多くの人は、特に学校で習ったりしないのに、直感的に身につけるのです。

もし、このやりとりのおかしさにピンとこないとしたら、あなたも自閉症スペクトラムの特性を持っている可能性があります。

4. 併存しやすい精神的・神経的な問題

自閉症スペクトラムは、それ単独で生じる場合と、ほかの問題を併せ持つ場合とがあります。自閉症スペクトラムと併存しやすいものを、以下に挙げます。

知的障害

「知的障害」は、医学用語では「精神遅滞」とも言います。子どものうちから全般的な知能の発達が遅れ、成人期以降も知的水準が標準より低い状態に留まり、そのため生活に支障をきたすときに、知的障害と診断されます。

知的水準の指標として、知能検査から算出される知能指数（ＩＱ）がよく用いられます。知能検査の種類によって若干の差はありますが、多くの知能検査は、大勢の人で行ったときの平均値がＩＱ１００になるように作られています。

専門的な統計学の言葉ですが、平均値より２標準偏差以上低いところ（理論的に人口の２・５％程度）を知的障害の目安としています。ただし、ＩＱの理論的な人口分布は、染色体異常などによる知的障害の人たちを含めずに設定されるため、実際には、知的障害の人たちは３％弱いると想定されます。

１９８０年頃まで、自閉症の人たちの大半は知的障害を併せ持っていると考えられていました。しかし、ＩＱが低くない自閉症の人たちがかなり存在することが徐々に明らかとなってきました。さらに、自閉症の特徴が弱い群も自閉症スペクトラムとして含めて考えるようになってくると、知的障害のない人たちのほうが、むしろ大半を占めるとの認識が一般的になってきています。

一方、知的障害の人たちの中で見ると、知的障害の程度が重くなるほど、自閉症の特徴を持つ人の割合が増えるということが、1970年代後半から指摘されています。

発達障害の早期療育の現場に長くいて、詳細に観察をしていると、少なくとも中度（IQで概ね50未満）の知的障害がある人では、ほぼ全例で、多少なりとも自閉症スペクトラムの特徴があると見てよいと思われます。軽度（IQで概ね50～70程度）の知的障害がある人では、IQが上がるにつれて自閉症スペクトラムの特徴を持つ人の割合は減少すると思われますが、それでも過半数は、自閉症スペクトラムの特徴がゼロとは言えない状態です。

このように考えると、子どもの精神面の障害について、従来の福祉政策は知的障害を中心に作られてきたのですが、これからは、自閉症スペクトラムを中心に組み替えていく必要があります。「自閉症スペクトラムの子どもの中の一部に、知的障害も見られる」という枠組みです。

学習障害（LD）

「学習障害（LD）」とは、その人の全般的な知能水準に比べて、「字を読む」「字を書く」「計算する」という学習行動のどれか（重複してもよい）だけがきわめて苦手という状態です。ただし、学校に行けなかったなどの劣悪な環境で育ったことが要因と考えられる場合には、学習障害とは診断されません。

全般的な知能を測定する知能検査では、多くの項目が、口頭による質問を聞いて口頭で答える形を取ります。書面に書かれたものを読んで、筆記で答える設問はありません。学習障害の人は、このような知能検査に比べて、書面での質問を読んで筆記で答えることや、数字の問題を解くことが苦手なのです。自閉症スペクトラムの特徴と学習障害の特徴とは、得意領域と苦手領域のパターンが異なります。

自閉症スペクトラム障害では、聴覚情報より視覚情報への志向性が強いため、通常は音声言語より文字言語のほうが得意です。また、数字のようなデジタルで明確な情報も好きな人が多いようです。一方、口頭で聞いただけではピンとこないですし、そもそも、口頭の会話だけで曖昧に話をする雑談は、大の苦手です。

学習障害の場合、「読むこと」「書くこと」「計算」のいずれかが苦手である反面、口頭の会話は得意であり、雑談などの対人関係も問題ありません。

ただし、自閉症スペクトラムの特徴と学習障害の特徴を併せ持つこともあります。この場合、どちらの側から見ても特徴が典型的ではなくなるため、判断が難しくなります。対人関係の特徴や変化を好まない特徴などが、自閉症スペクトラムに該当する場合、その人の全般的な知的水準から期待される読み書きや計算の水準は、同じ知能の一般の人たちよりも若干高めです。

たとえば、ＩＱ１００以上で自閉症スペクトラムの特徴だけがある子どもの場合、3歳頃にはひらがな、カタカナ、数字、ときにはアルファベットの大文字くらいまでは読めることが珍しくありません。したがって、ＩＱ１００以上ある自閉症スペクトラムの子どもの場合、５歳でまだ字が読めない場合には、「自閉症スペクトラムにしては読むことが著しく苦手かもしれない」と考えます。

算数も同様です。自閉症スペクトラムの子どもの場合、機械的記憶力はよいので、ＩＱ１００以上あるのに、小学校2年生で九九が覚えられない場合は、学習障害の併存を疑います。

注意欠如／多動性障害（ADHD）

「注意欠如／多動性障害（ＡＤＨＤ）」とは、多動（落ち着きなく、いつも身体のどこかを動かしていて静止が難しい）、衝動的（何かを思いつくと、深く考えずにすぐ行動してしまう）、不注意（気が散りやすい、うっかりミスや忘れ物などが多い）という特徴が幼児期から見られるようになり、学齢期以降も持続する状態です。

自閉症スペクトラム障害の定義は、対人関係の問題とこだわりであり、ＡＤＨＤの定義とは、概念上、重複しません。ところが、自閉症スペクトラムの人たちも幼児期から学童期にかけては、対人関係に興味がないのに集団場面に参加させられると、ほかのことに気を取られてしまうために集団に参加せず、離席してしまいます。これが、ＡＤＨＤの人たちの多動と区別が難しいことがよくあります。

また、その場で提供されている活動に一切興味が持てないとき、自閉症スペクトラムの人たちはきわめて集中力がなくなります。これが、ＡＤＨＤの人たちの不注意症状と似ています。しかし、興味のない活動を行っているときは多動で注意散漫であっても、興味のある活動を行うときは熱中して集中力があるという場合は、ＡＤＨＤではなく自閉症スペクトラムと判断できます。

ただし、自閉症スペクトラムの人たちの中には、ADHD症状も併せ持つ人がかなり存在します。この場合の判断はとても難しいこともあります。自閉症スペクトラムと考えられるような対人関係の特徴があるにもかかわらず、こだわりの特徴が弱い場合、念のためADHDの併存を疑ってみてもよいかもしれません。

こだわりの対象に対しては強い集中力や記憶力を発揮するのが、本来の自閉症スペクトラムの特徴ですが、ADHDを併せ持つと、そこに多動や注意散漫の特徴が重なるために、本来の自閉症スペクトラムから期待されるほどの集中や記憶が得られなくなる場合があるのです。

睡眠の異常

自閉症スペクトラムの人たちの一部に、睡眠の異常が目立つことがあります。幼児期から睡眠のリズムがきわめて不規則で、なかなか寝つけない（入眠困難）、やっと眠っても夜中に目を覚まして、そのまま朝まで起きている（中途覚醒）、午後の変な時間に居眠りしてしまう、などの問題がある人を、臨床でときどき経験します。

睡眠の異常そのものは、自閉症スペクトラムと関係はなさそうですが、自閉症スペクトラムの子どもに睡眠の異常があると、夜に寝ないで家の中をうろうろするため、家族も眠れない、などのために、生活全体が乱れることがあります。

自閉症の特徴が強い人で睡眠の異常がある場合、通常の睡眠導入剤（ベンゾジアゼピン系という種類が主流）が効かないことが多いのが特徴です。飲んでもかえって活動性が高くなり、まるで、飲酒した大人が酔って陽気になった状態に似た感じになってしまうこともあります。

自閉症スペクトラムの人たちの睡眠の異常（入眠困難や中途覚醒）には、抗精神病薬というタイプの薬の一部（レボメプロマジンやリスペリドンなど）をごく少量服用するのが有効な場合が多いようです。また、日内リズムを調節するホルモンであるメラトニンの作用を助ける薬（ラメルテオン）が、自閉症スペクトラムの人たちの睡眠リズムの異常に有効であることがあります。

てんかん

自閉症の特徴が強く、知的障害を併存している人では、てんかんの合併が多いことが知られています。このことが、**「自閉症は、親の育て方による心因反応ではなく、**

脳の生物学的な特徴に起因するものである」ということのひとつの証拠になりました。

典型的な自閉症では、一生の間に一度でもてんかんを起こす人が20〜30％いるという報告が多いです。知的障害を伴った自閉症の人に多く、知的障害のない人や、自閉症の特徴の弱い自閉症スペクトラムの人では、割合が低くなります。

もうひとつ、発症年齢が二峰性になっているという特徴があります。一般的には、初めてのてんかん発作は幼児期までに生じることが多いのですが、自閉症の人の場合、幼児期にてんかんを発症する人たちのほかに、思春期に発症する人たちもいるのです。なぜこの時期に初めて発作を起こすのかは、まだよくわかっていません。

5. 発生しやすい二次的な問題

自閉症スペクトラムの人たちは、成長の途上で、生活環境から受けるさまざまな心理的ストレスに対して反応を起こしやすいのが特徴です。本来の自閉症スペクトラムの特徴ではなく、生活環境からの心理的ストレスによって二次的に生じてくることの多い問題を、以下に挙げます。

いじめ被害

対人関係の調整が苦手、自己主張が強い、などの特徴は、思春期前後にいじめを受けるリスクとなります。

空気が読めないからいじめられる、と思われがちですが、自閉症スペクトラムの特徴が強くて全く空気を読まない人は、いじめられていることにも気づきません。むしろ、多少空気を読もうという気づきのある人のほうが、頑張って空気を読もうとするのに読み間違えてしまい、それをからかわれていることに気づいて、「いじめられている」と感じてしまうことが多いのです。

登校しぶり、不登校

学校に行くことの意欲が何らかの理由で低下すると、登校しぶりや不登校の状態となります。学校に行くことへの意欲の持ち方はさまざまですが、授業を受けたい、友だちづきあいを楽しみたい、部活に参加したい、などが主要な動機となります。これらのいずれかにほころびが生じると、登校意欲が低下します。

自閉症スペクトラムの人たちは、ほかの人から見ると些細な事柄が登校意欲低下の契機になることがあります。たとえば、自分が直接怒られたわけではないのに、担任の先生がほかの生徒を怒った様子やセリフにショックを受けて、翌日から学校に行かなくなった人もいます。

ひきこもり

登校しぶりや不登校が適切に対処されずに高じると、ひきこもりになる場合があります。これは、学校のような特定の場所にだけ行かないという状態とは異なり、家からほとんど一歩も外に出なくなった状態です。家族とも必要最低限のコミュニケーションしか取らなくなる場合もあります。

身体症状

恒常的なストレスに晒されることによって、最も現れやすいのは身体症状です。頭痛、腹痛、吐き気、動悸、円形脱毛など、現れ方はさまざまです。いくつかの身体症状が複合して出現することもあります。

チック

自閉症スペクトラムの人たちでは、ストレスが高まったときにチックが出現することがしばしば見られます。突発的に身体の一部を動かしたり、音声を発したりする現象で、前者を「運動チック」、後者を「音声チック」といいます。運動チックと音声チックが複合して持続する場合、「トゥレット障害」といい、これも自閉症スペクトラム障害の人に見られることがあります。

うつ

自己評価の低下、意欲の低下、悲観的、集中力の低下、疲れやすい、睡眠の異常（熟睡できない、昼夜逆転）などが複合した状態です。中には、生きていてもしかたがない、死んでしまいたいといった「希死念慮《きしねんりょ》」が見られる場合もあります。うつになって意欲が低下するため、自閉症スペクトラム特有のこだわりすら目立たなくなる場合もあります。

適応障害

明らかなストレスの要因があり、それを機に、情緒的に不安定な状態や抑うつ的な状態が続きます。頭痛、吐き気、動悸などの身体症状が見られることもあります。

不安

強い不安、イライラ感、恐怖感、緊張感が現れるほか、発汗、動悸、頻脈、胸痛、頭痛、下痢などといった身体症状として現れることがあります。特に定まらない漠然とした不安が続く「全般性不安障害」や、対人場面で著しい不安が出現する「社交不安障害」が、自閉症スペクトラムの二次的な問題として、しばしば見られます。

強迫性障害

不快感や不安感を伴う特定の考えが頭に浮かんで離れない「強迫観念」や、こうした観念を振り払うために特定の行動を繰り返す「強迫行為」が持続する状態です。たとえば、不潔なのではないかという観念が頭から離れないために、何度も手洗いを繰り返す、などです。

自閉症スペクトラムのこだわりと似ていますが、強迫観念や強迫行為では、その不快感や不安感が合理的でないことを本人が自覚していて、つらさを感じる点で、こだわりと区別されます。ただし、自閉症スペクトラムの人たちのこだわりが、成長とともに苦痛を伴う強迫症状へと移行することもあります。

心的外傷後ストレス障害（PTSD）

きわめて強い衝撃的な体験によって心の傷を負い、その後にさまざまな精神症状が持続している状態です。不安、恐怖感、無力感が持続し、体験を想起させるようなものを回避するようになり、不眠や集中困難などの過覚醒状態が見られます。何かの拍子に、衝撃的な体験の記憶が突然鮮明に思い出される、「フラッシュバック」という現象が見られるのも特徴です。

自閉症スペクトラムの人たちは、一般の人たちにとってはほんの些細と思えるようなことでも、嫌な体験として忘れられない場合があります。そのときには特に苦痛を示さなかったのに、何年も経ってから、そのときの記憶を苦痛感とともに突然思い出し、強い不安やパニック状態を示すことがあります。この現象を、発達障害の研究で有名な杉山登志郎氏は**「タイムスリップ現象」**と名づけています。

被害関係念慮

自閉症スペクトラムの心理学的プロセスを説明する仮説に、**「心の理論仮説」**というものがあります。「心の理論」というのは、ほかの人の考えや気持ちを推論する能力のことで、これがうまく働かないのが自閉症の特徴だと言われています。

典型的な自閉症では、ほかの人の考えを全く推論しないのですが、自閉症スペクトラムの特徴が弱い人は、学齢期以降になってくると、人の気持ちが少しわかるようになります。しかし、明確にわかるわけではないので、しばしば誤解をします。その誤解のしかたが、「自分は人から馬鹿にされている」といった被害関係念慮の形を取ることがあります。嫌な経験をたくさんしてきた人で、この傾向が強いようです。

第3章　線引きが難しい自閉症スペクトラムの境界線

1．障害か？　それとも個性か？

「自閉症スペクトラム」と「自閉症スペクトラム障害」

ここまで私は、「自閉症スペクトラム」という言葉と「自閉症スペクトラム障害」という言葉を、特に説明もなく使い分けてきました。しかし、実は、両者の意味は異なります。この点がまさに、従来の発達障害関連の本では、あまり述べられてきていないことなのです。

私はよく、子どものことで相談に来られた親御さんたちから、「うちの子は障害ですか、それとも個性ですか？」と質問されます。これは、とても答えにくい質問です。「自閉症スペクトラム」という診断を伝えると、「診断がつくということは障害なんですね」ととても落胆される方がいたり、「親の私も小さい頃はこんな感じだったから、この子が自閉症スペクトラムならば、私だってそうだ。でも、私は障害者ではない。だから、この子は自閉症スペクトラムなんかではない」と言う方がいたりします。このような反応が返ってくるのは、「診断」と「障害」との関係を混同しているからです。

診断とは、共通の特徴を持つ医学上の類型に当てはまると判断することです。診断が確定するためには、確定すべき類型が存在しなければなりません。類型は、誰が見ても明らかな単純なものから、専門家ですら確定が難しいような複雑なものまで、さまざまです。

たとえば、切り傷（医学的には「切創」）は、医師でなくても診断はわかります。一方、高血圧が見られる場合、背後にある病気の症状のひとつとして血圧が高くなっている可能性があるため、それが何なのかを調べる必要があります。ほかの病気の一症状として高血圧がある場合もありますし、ほかの原因が見当たらない「本態性高血圧」という診断名もあります。

ここで注意しなければならないのは、診断がつくことと病気であることとが必ずしも一致しないということです。先ほど、診断とは、医学上の類型に当てはまるという判断であると述べました。身体医学では、医学上の類型は「生物学的な特徴」によって決まりますが、それらがすべて「病気」とは限りません。

たとえば、血液型は明らかな「生物学的な特徴」であり、血液型の異なる人同士で輸血をすると危険な場合があります。でも、だからといって、たとえば、血液型としては少数派のAB型の人が「病気」とは、誰も思いません。

さらに、何か病気の診断名がついたからといって、それが「障害」であるとは限りません。たとえば、切創や高血圧と診断された人でも、それをもって「障害」があるとは、普通は見なされません。

では、なぜ自閉症スペクトラムの場合、「診断」と「障害」を混同しがちなのでしょうか？　このことを理解するためには、「障害」という言葉そのものについて、少し理解を深めておく必要があります。

日本語の「障害」に当たる言葉は、英語では10個以上あります。これらを大まかに分類すると、①生物学的に異常があること、②機能がうまく働かないこと、③生活に支障があること、の3つに分けられます。交通事故で脊髄を損傷し、身体障害を持つことになった、という例で考えてみましょう。
①の「生物学的に異常があること」とは、事故により脊髄に損傷を負っていることを指します。②の「機能がうまく働かないこと」とは、①により下半身が動かない（立てない、歩けないなど）ということです。③の「生活に支障があること」とは、②に

よって、誰か（または、何か）の助けなしにひとりでは移動できず、仕事や日常生活をうまくこなすことができないということです。

英語では、これらに該当する言葉がそれぞれ別にあるのですが、日本語では、「障害」という言葉だけしかありません。それで混乱しやすいのです。

これに加えて話を複雑にしているのが、現在の精神医学の診断分類です。

国際的な診断分類のひとつである『精神障害の診断・統計マニュアル』（The Diagnostic and Statistical Manual of Mental Disorders＝DSM）では、そのタイトルにもあるように、かつて「精神病」と呼ばれていたものが、いまは「精神障害」となっています。ここに含まれるすべての分類名は、「○○障害」という呼び方で統一されているのです。これも日本語では「障害」です。

英語のdisorderは、order（＝秩序が整っている状態の意）に否定の接頭辞dis-が付いた単語で、「秩序が乱れた状態」という意味です。このdisorderは、先ほどの障害の3つの分類のどれに当たるのか、実は曖昧です。なぜかというと、精神障害の類型の多くが、「生物学的な異常」「機能の異常」「生活の支障」のどれに当たるのかが曖昧で、身体障害のようにすっきりと整理できていないからです。

行政用語としての「障害」

日本語で、「障害」という言葉がある意味最も正式に使われるのは、法律や行政の文書です。福祉の法律の中には「障害」という言葉がよく出てきます。障害のある人を対象とした法律もあり、その法律に沿って、各種の制度や行政サービスが組み立てられています。

これらの制度や行政サービスの対象となる「障害者」とは、身体障害、知的障害、精神障害のいずれかの障害者手帳を交付されている人を指します。ちなみに、発達障害の人たちが福祉制度を利用する場合、知的障害か精神障害の制度を利用することになります。

このように、行政上の「障害」は、障害者手帳を交付されるための条件を満たしている状態、すなわち、身体、知的能力、精神状態のいずれかにおける機能の異常のために、自立した社会参加が困難で、介助などの何らかの支援を必要としている状態を指します。どの程度の支援が必要かによって、障害の等級が判定される仕組みになっています。

つまり、行政用語としての「障害」は、前述の3つの分類で言えば、3番目の「生活の支障」を指しているのです。「生活の支障」は、医学の概念ではなく、社会学の概念です。

話はちょっと横道にそれますが、かつて成人男性用の服のＪＩＳ（日本工業規格）では、身長160～170㎝がＭサイズでした。ところが、1996年に規格が改訂され、いまのＭサイズは身長165～175㎝です。これは、成人男性の平均身長の変化によるものです。

独立行政法人国立健康・栄養研究所の調査資料によると、20歳男性の平均身長は、1970年の調査では165・9㎝だったのが、1980年以降の調査では170～173㎝を保っています。もともと成人男性の平均値を大体中央として、前後5㎝をＭサイズとしていたのですが、時代とともに平均値が5㎝伸びたのに合わせて、規格も改訂されたのです。

ところで、私は身長が164㎝です。1996年以前はＭサイズがピッタリだったのですが、それ以降はＭサイズだと大きすぎ、Ｓサイズがちょうどよくなっています。ところが、Ｓサイズは数が少なく、置いている店が限られています。以前に比べて、私は、ちょうどよいサイズの服選びに制限ができてしまったのです。たかが服のこととは言え、これもある種の「生活の支障」です。このように、身長という医学的状態は変わらなくても、社会的要因の変化によって、生活の支障が生じることがあるのです。

行政上の「障害」のひとつである知的障害で考えてみます。

知的障害の判定の根拠となるのは、知能指数（ＩＱ）です。ＩＱは、やや大雑把《おおざっぱ》な言い方ですが、たくさんの人から得られたデータの平均値が１００になるように作られています。当然、ＩＱ１００前後の人の数が最も多く、それ以上でもそれ以下でも、１００から離れるほど人数が少なくなります。検査法によって多少の差がありますが、ＩＱ70以下が人口の２・５％程度と想定されます。

現行の制度では、自治体ごとに基準が異なりますが、若干の誤差を想定してＩＱ75程度を目安として、それ以下であれば知的障害と判定している自治体が多いようです。このように知的障害は、平均的な人たちから大きくはずれることをもって、「障害」と判定する仕組みなのです。

平均値との相対関係で線を引いて障害の判定をするということは、知的障害がきわめて人為的に決められているということです。

ＩＱ74の人は、ＩＱ１００の人たちがすぐに理解できることでもピンとこないため、たとえば、学校で同じカリキュラムの授業を受けると、ついていくのが大変です。でも、ＩＱ78の人とはそんなに変わりません。ＩＱ74の人より4高いというのは、知能検査では、ほんの少しの設問にうまく答えられたかどうかの違いでしかありません。

それでも、ＩＱ74だと知的障害と判定され、ＩＱ78だとそう判定されないため、同じような生活の支障があっても、「障害」と判定される場合と、されない場合が出てくるのです。

ＩＱ70～80台は「境界知能」と呼ばれます。境界知能の水準の人たちは、平均値前後の人たちに比べると、日常生活のさまざまな場面で理解が遅いため、人によっては生活の支障を感じています。

また、学校教育の場では、ほとんどの人が現行のカリキュラムについていくことが難しくなります。現代の高学歴社会においては、境界知能の人たちは、以前よりも生活の支障を感じやすくなっていると思われます。にもかかわらず、いまの制度では何の対応もされないため、さまざまな精神的な問題を呈しやすいのです。

「非障害自閉症スペクトラム」

さて、話を自閉症スペクトラムに戻します。

私が親御さんたちから、「自閉症スペクトラムということは、うちの子は障害ですか?」と訊ねられる場合の多くは、「うちの子は障害者と見なされるのですか?」という意味だと思います。障害者手帳の制度について知っているかどうかはともかく、手帳を交付されて、障害者福祉制度の対象となる状態なのかどうかを知りたい、という意味が含まれているように思われます。

つまり、親御さんたちは、医学的類型である「自閉症スペクトラム」と、生活の支障があり障害者としての福祉サービスの対象となるということを、同じ意味で捉えがちであると言えます。

この点について、これまで専門家はきちんと整理しようとしてきませんでした。それどころか、専門家自身が若干混乱してしまっているように思われます。私は、この問題について、「自閉症スペクトラムは、障害になる場合とならない場合とがある」と説明しています。

第1章で紹介したAさんとBさんは、自閉症スペクトラムですが、障害者手帳を交付されることなく、社会人として自立しています。このように、自閉症スペクトラムだが障害ではない、すなわち、**「非障害自閉症スペクトラム」**という状態があるのです。

自閉症スペクトラムの人とそうでない人との間には、何か生物学的な違いがあるのだろうというのが、現在の専門家の間でのコンセンサスです。したがって、「自閉症スペクトラム」というのは医学的類型です。しかし、すでに述べたように、制度上の「障害」は社会学的概念です。したがって、医学的には自閉症スペクトラムだが、社会学的には障害ではないという人たちは、存在して当然なのです。

もっと言えば、先に述べた血液型ＡＢ型の人の例と同様に、生物学的にほかの多くの人と異なるマイノリティだからといって、「病気」と見なす必要もないのです。自閉症スペクトラムとは、「人種」あるいは「種族」に近い概念なのではないかと考えられます。たとえば、人種間における肌の色の違いは、生物学的な違いです。でも、肌の色が違うからといって、病気や障害とは誰も考えません。

では、自閉症スペクトラムの人たちの中で、制度上の「障害」と見なすべきかどうかの判断は、どのようにすればよいのでしょうか？　私論ですが、私は次のように考

図2　自閉症スペクトラム（AS）と自閉症スペクトラム障害（ASD）との関係

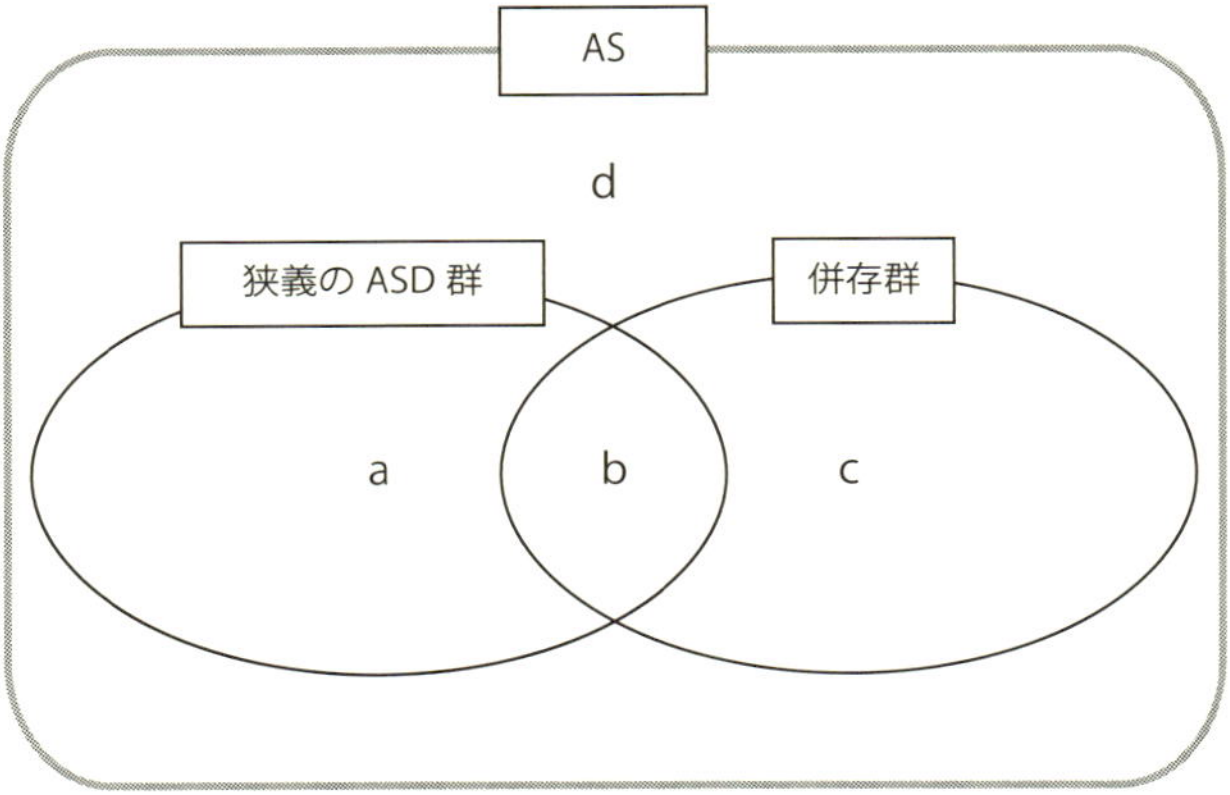

「狭義の ASD 群」と「併存群」の和集合（a+b+c）が「広義の ASD 群」、それ以外（d）が「非障害自閉症スペクトラム」となります。

えています。

自閉症スペクトラムの人たちの中にも、自閉症の特徴が強い人と弱い人がいます。自閉症の特徴があまりにも強いと、生活の支障はきわめて大きくなり、福祉的支援が必要となります。そのような人たちが、**「自閉症スペクトラム障害」**です。

しかし、障害と見なすべき人たちの中には、それとは少し異なる一群があります。自閉症の特徴は強くないのですが、うつや不安障害など、本来の自閉症スペクトラムの特徴以外の精神的な問題が併存するために、生活の支障が生じてしまっている人たちです。もちろん、自閉症の特徴が強く、なおかつ、ほかの問題が併存する人もいるので、重なりもあります。

これを模式図にしたのが、前ページの**図2**です。自閉症の特徴が強いために生活の支障が生じている群は「狭義の自閉症スペクトラム障害（a＋b）」、これに、併存問題のために生活の支障が生じた群を合わせたのが「広義の自閉症スペクトラム障害（a＋b＋c）」です。いま、私たちが普段用いている「自閉症スペクトラム障害」は、この広義の意味です。さらにその周辺には、圧倒的に広い裾野《すその》を持った「非障害自閉症スペクトラム（d）」の群が存在するのです。

現在のわが国の法制度では、自閉症スペクトラム障害は、知的障害を伴うか否かによって、「知的障害」か「発達障害」のどちらかに分類されることになります。しかし、**非障害自閉症スペクトラムは、そもそも障害ではないので、「知的障害」にも「発達障害」にも含まれません。**

ストレスに晒されやすい自閉症スペクトラムの人たち

自閉症スペクトラムの人たちのうち、狭義の自閉症スペクトラム障害に該当する人たちは、一定の割合で必ず存在します。しかし、ほかの問題が併存して障害に該当してくる人たち（以下、**「併存群」**とします）の出現は、社会的な要因に左右されます。

現代社会、特にわが国の近年の状況は、一見、個性を重視しているかのように見える部分もありますが、実は、多数派からはみ出す人たちを差別し、排除しようとする心理的メカニズムは、むしろ強まっています。いじめの深刻化などは、まさにその象徴と言えます。

中でも、「空気を読めない人」に対する風当たりがとても強まっています。以前なら、「他人が何と言おうが自分の信念を曲げない」というのはプラスの評価だったのに、最近は、そのような個性が「空気を読めない」というマイナスのニュアンスを帯びた評価に変化しつつあり、差別や排除の対象となる場面が多くなっています。

臨機応変な対人関係の調整が苦手で、こだわりを持ちやすい自閉症スペクトラムの人たちは、そのような差別や排除の対象となるリスクが高くなります。

自閉症スペクトラムの人たちは、少数派の種族として差別を受けているのと同様な状態に晒されているのだと言えます。特定の種族がたくさん住む国で、多数派の種族の価値観に基づいた制度や文化が浸透し、それ以外に対して排他的な風潮が生じると、少数派の種族は社会的に抑圧されます。

その種族特有の文化を維持することは、その種族の人たちにとっては健康的な生活を維持するために不可欠です。それを制限されると、当然、恒常的な心理的ストレスに晒されることになります。

同様に、現代社会における自閉症スペクトラムの人たちは、恒常的な心理的ストレスに晒されやすい状況に置かれていると考えられます。そのような状況に置かれ続けた人たちが併存群となって、自閉症スペクトラム障害の一部を占めているのです。

逆に、そのようなストレスを免れたり、ストレスに晒されたけれどもうまく切り抜けられた人たちは、自立した社会生活を送ることができています。これが、「非障害自閉症スペクトラム」の人たちです。

自伝を書かない人たちからこそ見えてくる真実

どんな障害についても言えることですが、障害を抱える当事者自身による自伝は、その障害を理解するための貴重な資料となります。自閉症やアスペルガー症候群についてもそうです。1990年代に、テンプル・グランディン（Temple Grandin）とドナ・ウィリアムズ（Donna Williams）という2人の女性が相次いで自伝を出したのを皮切りに、これまで実に多くの自伝が書かれています。

それまでは、自閉症はもっと重度の障害だと思われていたため、本人が自らの考えを本にすることなど、誰も想像していませんでした。当事者の内面について、専門家は、その行動から推測するしか方法がなかったのです。自伝によって、本人が自らの内的世界を語りだしたことにより、その理解が格段に深まりました。

しかし、自伝を読めば自閉症スペクトラムの人たちの内的世界が十分にわかるかというと、実は、そうではありません。自伝をもとにして自閉症スペクトラムの人たちの心理状態を分析する際には、口頭にせよ書面にせよ、語る言葉とその言葉に託した意味との関係が、通常の人と自閉症スペクトラムの人たちとで、同じ対応関係になっているかどうかの吟味が必要です。

これまで、自伝をもとに自閉症スペクトラムの人たちの内的世界を論じてきた人たちは、そこに関する考察をあまりせずに、自閉症スペクトラムの人たちの言葉を自らの「心理」－「言語」の対応関係に無条件で当てはめて、「こう言っているのだから、こう考えているはず」と決めつけている部分があることに、注意しておく必要があります。実際には、自閉症の人たちは、表向きの言葉と、その背後にある意図との間に、一般の人たちとは異なる対応関係を持っているのかもしれないのです。

もうひとつ、自伝を読むときに気をつけておきたいことがあります。

人が自伝を書くとき、そのモチベーションは、人生のさまざまな場面でつまずきを体験したことが活力源となる場合が多いものです。これは、一般の人でもそうだと思います。世界に何十億人といる人たちのうち、一生の間に自伝を書く人は、ほんのひと握りです。平凡ながら幸福な人生を歩んだ人は、おそらく、あえて自伝を書こうなどとはしないでしょう。自伝を書く人は、それまでに体験したつらい思い、ほかの人と違う困難さを筆に載せることによって、これらを克服している部分があります。

自閉症スペクトラムでない人が自伝を書いた場合に、誰も「自閉症スペクトラムでない人はこんなことを考えているんだ」などと思わないのと同様に、自閉症スペクトラムの人が自伝を書いたからといって、それが自閉症スペクトラムの人たちすべての考えを代表しているかどうかは、わからないのです。

先ほど「非障害自閉症スペクトラム」という考え方を述べました。読者の中には、何かの領域で天才的な能力を発揮する人たちの中に、自閉症スペクトラムの人たちが含まれているという話を、聞いたことがある方もいるでしょう。しかし、自閉症スペクトラムの人たちは、自伝を書いた人たちのように、とてもつらい社会生活を送るか、それとも天才になるかのどちらかで、中間がないのでしょうか？

決してそんなことはありません。世の中には、平凡で幸せな人生を送ることができた自閉症スペクトラムの人たちがたくさんいます。彼らは、必ずしも天才肌の人たちや大成功を収めた人たちばかりではありませんが、生活の中にささやかな楽しみやや
り甲斐を見出しながら、社会人として充実した人生を送っています。

充実しているがゆえに、自伝を書くことはないかもしれません。自閉症スペクトラムの人たちの中にそのような人たちがいても、自伝だけ検索していたらわからずに終わってしまいます。第1章で紹介したAさんやBさんのような人たちからしか見えてこない真実が、あるかもしれないのです。

早期発見され、成人期までフォローアップを受けたEさん

横浜市総合リハビリテーションセンターでは、幼児期に早期発見され、早期から支援が開始された子どもたちを、当事者の側から中断しない限りは、ずっと継続的に外

来でフォローアップしてきました。担当地域の子どもたちで支援ニーズがある場合は、原則として、すべての子どもたちがリハビリテーションセンターを紹介されますので、偏ることなく、すべての子どものフォローアップを行ってきたわけです。

ここで、20年前に幼児期からフォローアップを開始した人たちが、いま成人期に達してきています。これまでのところ、自伝を出版した人はいません。何らかの形で障害者手帳を持ち、福祉的支援を受けている人も多いですが、中には、福祉的支援を受けないで社会人となっている人たちもいます。彼らは、山あり谷ありの経験をしながらも、穏やかで安定した生活を送っています。

そのようなひとり、3歳になる少し前からフォローアップを受け、現在は20代半ばのEさんという男性を紹介します（プライバシー保護のため、本質的な特徴を変えない範囲でプロフィールを改変しています）。

Eさんは、高校卒業と同時に、電機メーカーに（障害者枠ではなく）正社員として就職しました。上司に対しても臆せず問題の指摘や提言を行う積極性を買われて、入社5年目から後輩の指導担当になりました。後輩指導のために、コンピューター端末の操作法のマニュアルを自ら作り、好評を博したそうです。シフト制のため、職場の人たちと職場外でつき合うことは少ないのですが、指導担当になってからは、仕事明けに後輩たちを誘って食事に行き、おごってあげているそうです。

趣味は秋葉原に行くことで、いわゆるアキバ系アイドルのファンクラブに入り、イベントには必ず行っています。そのほか、家で時間があれば、ゲームやCD鑑賞をして過ごしています。


Eさんは、自分でも、人づきあいは上手ではないと思っていますが、「できないことは無理をせず、自分のできることを頑張ればいいと考えている」と話しています。

上司に対しても臆せず問題の指摘や提言を行うということで、ひょっとすると、別の会社だったら、つぶされていたかもしれません。しかし、この会社では、評価は上々でした。入社5年目から後輩の指導担当になったということで、昇進も順調です。

好評を博したというコンピューター端末の操作法のマニュアルも、本人は「パソコンが好きなのでやってみた」と言うだけで、別に得意気なわけでもなく、当然のことをしただけという感じです。シフト制のために、職場の人たちと職場外でつきあうことが少ないというのも、大事なポイントかもしれません。社内であまり深い人間関係を持たずにすんでいるのです。

Eさんは、3歳の時点では自閉症スペクトラムの特徴が顕著であり、「自閉症」と診断されていました。成人したいま、自閉症スペクトラムの特徴はずいぶん軽快しましたが、それでもまだ残っています。でも、Eさんのいまの生活は充実しており、決して障害を持っているとは言えません。

性格は温厚で、カッとなったり、イライラしたりということはほとんどありません。成人前のEさんを知らない人たちから見ると、いまのEさんは、第1章で紹介したAさんやBさんのようなタイプの人となんら違わない、普通の人です。

最初にAさんとBさんを紹介した際に、「こんな人まで自閉症スペクトラムに含めるの？」と疑念を抱かれた人がいると思いますが、幼児期にはっきりとした自閉症と診断できた人でさえ、一部は成人期にEさんのようになるのですから、ひょっとすると、AさんやBさんも、小さいときはEさんと同様の状態だったかもしれません。

AさんやBさんだって、運悪く強いストレスに晒されていたら、二次的な問題を生じて自閉症スペクトラム障害（併存群）と言える状態になっていたかもしれません。

でも、たまたま気づかれずに成長し、いまの状態になっているのです。

いま、横浜で私たちは、Eさんのように早期発見と早期支援、およびその後のフォローアップを通じて、幼児期から成人期に至るまでの特徴を把握できた事例の経験をどんどん蓄積しつつあります。小さかったときの自閉症スペクトラムの特徴の様子と、現在、普通の社会生活を送っている状態との対比が見えるのです。

この経験を通して見えてくる自閉症スペクトラムの人たちの多くは、従来の自閉症関連本や当事者の自伝に頻繁に出てくるようなつらい生活とは、一線を画した生活を送っています。ここにこそ、支援のあり方を考えるカギがあるのではないでしょうか。

2. 自閉症スペクトラムは、どのくらいいるのか？

近年、自閉症スペクトラムに関する本やインターネットの情報が激増しています。皆さんの周囲でも、自閉症スペクトラムの人の話題が出ることが増えているかもしれません。自閉症スペクトラムの人たちは、実際のところどのくらいいるのでしょうか？

それを考えるには、自閉症の研究の歴史をたどって理解しておく必要があります。

最初の部分は多少細かくなりますが、自閉症スペクトラムの人がどのくらいいるのかを知るために、押さえておきたい知識ですので、おつきあいください。

「子どもの自閉症」の発見

1940年代、世界中が第二次世界大戦に大きく巻き込まれていた時代のアメリカとオーストリアで、2人の研究者がそれぞれ独自に、「自閉」をキーワードにした症例報告の論文を発表しました。

一人はアメリカのレオ・カナー（Leo Kanner）という精神科医でした。1943年、彼は、共通する特徴を示す11名の子どもたちの詳細な報告をし、翌44年には、これらの特徴を示す症候群を「早期乳幼児自閉症」と名づけました。一方、同じく44年、オーストリアの小児科医であるハンス・アスペルガー（Hans Asperger）は、4名の子どもたちの報告とともに「児童期の自閉的精神病質」という概念を提唱しました。

アメリカとオーストリアという、当時の敵対国同士で、互いの研究について全く知らない2人の研究者が、ほぼ同時期に同様の概念を提出したのは、奇遇というほかありません。ただ、戦後は英語で書かれたカナーの論文が広く読まれ、敗戦国のオーストリアからドイツ語で出されていたアスペルガーの論文は、英語圏では長い間、ほとんど注目を集めなかったのです。

カナーの記載した「早期乳幼児自閉症」は、人との意思疎通がほとんど見られず、こだわりのきわめて強いタイプを指していました。これがいまの自閉症の概念の源流となっています。戦後のアメリカ精神医学界は、精神分析の影響が強かったこともあり、1950〜1960年代にかけて、自閉症は、親の愛情不足が原因で子どもが強く心を閉ざしてしまった重篤な情緒障害と考えられていました。

1960年代終盤以降、いくつかの研究によって、自閉症の原因が親の育て方ではなく、脳の生物学的異常であるという証拠が出されました。1968年、イギリスの精神科医マイケル・ラター（Michael Rutter）は、自閉症の人たちの対人関係の異常は情緒的な異常ではなく、認知機能や言語機能の異常であるという、いわゆる**「認知・言語障害仮説」**を提唱しました。

「自閉症」から「自閉症スペクトラム」へ

自閉症の範囲が現在のように広がるきっかけを作ったのは、イギリスの精神科医ローナ・ウィング（Lorna Wing）です。１９７０年代後半、ウィングはイギリスのある地域で大規模な調査を行いました。その結果、カナーが示した自閉症の子どもたちほど極端ではないものの、同様の対人関係の異常を示す子どもたちが幅広く存在することを指摘したのです。

ウィングは、カナーが示した「孤立型」以外に、「受動型」（人からの働きかけには応じるが、自分から人に働きかけようとはしない）と「積極-奇異型」（自分から積極的に人に働きかけるが、その内容が奇妙で一方的）もあることを示しました。これらに共通するのは、対人関係が相互的にならないことです。

このように、ウィングによって初めて、自閉症の概念が拡大したのです。それまでは知的障害も伴う人たちが圧倒的に多いと思われていましたが、１９８０年代以降、知的障害のない「高機能自閉症」がかなり存在することがわかってきました。

専門家は、自閉症には典型的な自閉症以外にその周辺群があることにも、徐々に注目するようになりました。１９８０年に刊行されたアメリカ精神医学会による『精神障害の統計・分類マニュアル第3版』（ＤＳＭ-Ⅲ）では、自閉症だけでなく、周辺群も含めたカテゴリー概念として、「広汎性発達障害」という用語が初めて登場しました。そのカテゴリーの中には、「自閉症」以外に「非定型広汎性発達障害」という分類が出てきます。

一方、ウィングは1981年に、ドイツ語で書かれていたアスペルガーの1944年の論文を英語圏に紹介し、そこに報告されたような症例を、アスペルガーの功績をたたえて「アスペルガー症候群」と呼びました。

カナーが報告した自閉症は、言語発達の遅れや異常が目立ちましたが、アスペルガーが報告した子どもたちは、会話の内容はともかくとして、言葉を流暢に話せるように発達していくことが特徴でした。アスペルガー自身は、これをカナーのいう自閉症とは別の群であると考えていましたが、ウィングは少し異なる意見でした。

「アスペルガー症候群」を提唱したとき、ウィングは、自閉症と共通する対人関係を取りながらも、成人期までには流暢に会話ができるようになるタイプを想定しました。しかも、自閉症の人たちとアスペルガー症候群の人たちは、両者の間が重なり合うようにさまざまな特徴を示す人たちが分布する、連続的な概念であると考えたのです。ウィングはさらに、自閉症とアスペルガー症候群を2つの典型的なピークとするこうした連続的な概念を総称して、「自閉症スペクトラム」と呼ぶことを提唱しました。

「スペクトラム」という言葉は、物理学や化学の用語からの転用です。太陽光などをプリズムに通すと分光され、波長の順に並んだ帯状の光の像となりますが、それを英語でspectrumといいます。わが国の物理学や化学の分野では、通常「スペクトル」と翻訳するのですが、精神医学用語としては「スペクトラム」と翻訳されることが多いのです。いずれにせよ、光のスペクトルのように、多様に見えながらも連続している、そんな意図で「スペクトラム」という言葉が使われました。

境界線は引けるのか?

一方、DSMは改訂されて、現在、第4版(DSM-Ⅳ-TR)が出ています。その中では、「広汎性発達障害」の下に「自閉症」「アスペルガー症候群」「特定不能の広汎性発達障害」など、いくつかの分類が設けられています。

ウィングの言う「自閉症スペクトラム」とDSM-Ⅳ-TRの「広汎性発達障害」は、ほぼ同じ群を指しているのですが、境界線に関する捉え方が大きく異なります。

ウィングは、自閉症、アスペルガー症候群、そのどちらとも言えないような状態の人たちなど、さまざまな状態が含められた集合体として、「自閉症スペクトラム」を想定しています。互いの間の境界線は引けないかもしれない、とも述べています。さらに言えば、**自閉症スペクトラムとそうでない状態との間も連続的**という考え方です。

これに対して、ＤＳＭの「広汎性発達障害」は、それぞれの下位分類の間に明確な境界線を引き、さらに、広汎性発達障害とそうでないものとの間にも、明確な境界線を引こうとしているところが特徴です。

でも、実際の臨床現場では、境界線を引くことが難しい場面がとても多いのです。実は、物事を分類するときに、このようなことはよくあります。典型的に身長が高い人と平均的な身長の人とは、誰が見ても明らかに区別ができます。でも、両者の間に明確な境界線を引くことはできません。それと同じようなことなのです。

典型概念としての自閉症やアスペルガー症候群というのは、誰が見てもわかるものです。でも、実際に存在するのは、典型的な人たちばかりではありません。そのような人たちを、「ここまでは自閉症、ここからはアスペルガー症候群」というように線引きするのは、現実的ではないのです。

このような臨床現場の声が反映されて、２０１３年に刊行される『精神障害の統計・分類マニュアル第5版』（ＤＳＭ－５）では、「広汎性発達障害」が廃止され、「自閉症スペクトラム障害」という診断概念となる予定です。さらに、「自閉症」や「アスペルガー症候群」などの下位分類も廃止され、症状の重症度を追記する形となりそうです。

自閉症の特徴の強さは連続的に分布する

しかし、それでもなお、問題は残ります。自閉症の特徴がゼロかゼロでないかの線引きも難しいのです。

真水に塩を入れると塩水になりますが、目の前にある水が真水か塩水かを、人の舌だけで判別するのは困難です。0・001%でも塩が入っていれば真水でなく塩水ですが、それを人の舌で感知することはできません。では、どのくらいの濃度になると舌で判別できるのでしょうか？　ある濃度を超えると、誰が何回試みてもわかると思います。でも、微妙な濃度の場合、人によって、あるいは同じ人でもコンディションによっては、わかるときとわからないときがあると思います。

自閉症の特徴があるかないかを検出する作業は、塩水か真水かを舌で判別する作業とよく似ています。

自閉症の認知心理学的研究で有名な、ケンブリッジ大学のサイモン・バロン゠コーエン（Simon Baron-Cohen）は、**「自閉症スペクトラム指数（AQ）」**という評価尺度を開発しました。これは、50項目の質問に本人が答えるもので、スコアが高いほど自閉症スペクトラムの特徴が強いと考えられます。実際、アスペルガー症候群の人たちにAQを実施すると、高得点を示します。

バロン゠コーエンは、これを多数の一般人にも実施しました。すると、得点はほぼ正規分布（身長の分布のように平均値をピークとする山型の分布）を示したのです。ある得点を境に、2つのグループに分けられるということはありませんでした。つまり、自閉症スペクトラムの特徴は、たくさんの人を並べてみると、どこかで「自閉症スペクトラム（＋）」「自閉症スペクトラム（－）」のように、明確な線が引けるわけではないのです。

塩水のたとえに戻ると、日常生活で水に塩が溶けているかどうかを見るのには、舌で判断すればよいのですが、ほかの料理などとの全体的なバランスによって、濃度によっては塩気を感じる場合と感じない場合があります。

それと同様に、自閉症スペクトラムの特徴が強ければ、行動を見るだけで誰でもわかります。これが「自閉症スペクトラム障害」です。しかし、特徴が弱ければ、周囲にいる人たちや置かれている生活環境などによって、その特徴が目立つ場合もあれば、目立たない場合もあります。ここまでを含めて「自閉症スペクトラム」と考えます。

分析器にかけないと検出できない程度の塩しか入っていない水を、日常生活では「塩水」とは言わないように、日常生活の中で特徴が一切検出できなければ、「自閉症スペクトラム」と言う必要はありません。ただ、そのような人の中にも、生物学的（遺伝子レベルなど）に見れば自閉症スペクトラムの要素がある、という人もいると思われます。

自閉症スペクトラムの人は、潜在的に10％は存在する

2002年に横浜市の教育委員会で行われた調査では、「学習と行動に著しい困難を示す児童・生徒」の割合が、市内の小・中学校の普通学級に在籍する児童・生徒全体の6・5％、これに、特別支援学級や特別支援学校に在籍している児童・生徒も全部合わせると、9・3％という結果でした。学習と行動に著しい困難を示すということは、何らかの発達障害が疑われるケースということです。

ただし、この結果は、各学校の担任教師が、配布された質問紙に答えたデータを集計したものであることに、注意が必要です。つまり、学習と行動に著しい困難を示すため、担任教師が苦慮している子どもは挙げられてきますが、発達障害の特徴があっても担任が特に問題を感じていなければ、この調査では挙がってこない可能性があるからです。

一方、発達障害の早期発見と早期支援が活発に行われている自治体では、地域の基幹となる療育センターを幼児期（5歳以下）のうちに受診する子どもが、その地域の子ども全体の7～8％に達しているところが出てきています。横浜市もそのひとつです。私が勤務していた横浜市総合リハビリテーションセンターの場合、幼児期のうちに受診した子どもたちの大半が、自閉症スペクトラムでした。しかも、その大半は、知的障害のないタイプでした。

これらの子どもの多くは、早期支援が適切に進められます。それでも、多くの子どもは、何らかの配慮が必要な状態で小学校に入学していきます。その場合、入学するときに、親は学校に子どもの特徴について説明して、スムーズに学校生活が送れるよう体制づくりを行います。このようなケースは、担任教師も把握しています。

しかし、中には、私たちが外来でフォローアップし続けている子どもでも、親が学校に特別な説明をせずに入学させることがあり、担任教師は全く気づかないで経過するというケースもあります。自閉症スペクトラムの特徴は残っていても、担任教師を困らせるような学習や行動の問題がなければ、教師は気づかないことが多いようです。

また、幼稚園、保育園、学校などで学習や行動の問題を示していても、親の意向などで受診しないケースも多いのです。地域を巡回している専門職の人たちの印象だと、受診していない子どもの数のほうが多いくらいだと言う人もいます。

こうしたことを併せて考えると、自閉症スペクトラムの人は、おそらく潜在的には人口の10%はいると思われます。ただし、過半数は、成人期には非障害自閉症スペクトラムになる可能性が十分ある人たちかもしれません。典型的な自閉症は、この中のごく一部で、人口の0・3%程度だと思われます。

幼児期は、自閉症スペクトラムの特徴が最も前面に出やすい時期です。このために、乳幼児健診を起点とした早期発見を活発に行っている地域では、驚くほど多くの自閉症スペクトラムの子どもたちが、早期発見されるようになっていると考えられます。

この中には、何も支援などしなくても、非障害自閉症スペクトラムとして（本人も周

囲も気づかないまま）社会参加できる人たちも、かなり含まれている可能性がありま
す。実際、そのような大人たちが現在もたくさんいるのですから。
しかし中には、二次的な問題が生じて社会参加を阻まれ、精神科医療を受けること
になる人もたくさんいるのかもしれません。そして、そのような人たちが、最も深刻
な生きづらさを感じるようになるのです。
狭義の自閉症スペクトラム障害の人たちにとって、早期発見が重要であることは言うまでもありません。しかし、自閉症スペクトラムの特徴が弱い人たちのうち、非障害自閉症スペクトラムとなるか、深刻な二次的問題を併存するかの予測が難しい現在、早期発見と早期支援によって、少しでも二次的問題の出現を予防することは、倫理的に見てもきわめて意義の高いことです。
非障害群まで含めた推定値として、自閉症スペクトラムが10％はいるという前提で、幼児期から学齢期にかけての保健、医療、福祉、そしてなんと言っても教育の体制を整備することは、深刻な精神科医療や障害者福祉の対象となる恐れのある人たちを減らし、充実した社会生活を送ることのできる人たちを増やすためには、不可欠です。

第4章　自閉症スペクトラムの人をいかに支えるか

1．特有の発達スタイルに応じた支援

自閉症スペクトラムは、特有の発達スタイルを持つ種族

第3章で、自閉症スペクトラムは「種族」に近いのではないか、という考え方を述べました。このことについて、もう少し考察を深めていきます。

『みにくいアヒルの子』という童話があります。「アヒルの巣に、1羽だけ姿の違うヒナがいました。みんなからいじめられ、いつも一人ぼっちでした。ところが、春になってこのヒナは驚きます。水に映った自分の姿は白鳥になっていたのです」という話です。ここに、自閉症スペクトラムについて考える上でのヒントが隠されていると思うのです。

この話に出てくる白鳥のヒナは、小さいときからずっとアヒルにしては変な子だと思われて育てられています。大人になってから、「なんだ、白鳥だったのか」とわかるのです。でも、もしも生まれたときから、このヒナだけはほかのアヒルのヒナと違

って白鳥のヒナだとわかっていたら、育て方が違ったのではないでしょうか？

アヒルの子だと思っているから、「この子だけ、まだ羽が抜け変わらない」「まだ飛ぼうとしない」などと、周囲が違和感を持つのです。はじめから白鳥だとわかっていれば、羽毛の色が違っても、種が違うのだから、それは当然だと思えます。羽の抜け変わる時期や空を飛ぶ練習を始める時期が違っても、当然だとわかるわけです。白鳥ならば、アヒルのペースではなく白鳥のペースでやればいいわけです。種が違うとは、そういうことです。

自閉症スペクトラムを種族にたとえたとき、これと同じようなことが言えるのではないでしょうか。自閉症スペクトラムの人たちとそうでない人たちの違いは、白鳥とアヒルの違いに匹敵するかもしれません。

特に考えておく必要があるのが、発達スタイルの違いです。人の心理的発達について研究する学問領域を「発達心理学」といいます。発達心理学では、「子どもは○歳で△△ができます」ということが体系的に研究されています。近年では、発達心理学の知見が、広く一般の人の目に触れる機会が増えてきました。

しかし、ここで注意が必要なのです。発達心理学の本で述べられている「子どもは

○歳で△△ができる」という情報は、たくさんの子どもたちを集めた実験研究などから、統計的に導かれています。「多くの子どもたちのデータを平均すると、だいたいこのくらいの年齢でこんなことができていた」という調査の統計的な結果なのです。

平均的な子どもだと、1歳ぐらいからバイバイを模倣してやるようになりますし、2～3歳頃には、「こんにちは」と言われると「こんにちは」と言えるようになります。これはあくまで、統計的に多くの子がそうだというだけの話です。

ところが、いつの頃から、育児本などで「1歳頃になったら、バイバイを教えてみましょう」というような書き方をした記事が見られるようになってきました。このような書き方は本末転倒です。単なる統計データだったはずのものが、いつも間にか、「子どもを育てるときにはこう育てなければいけない」というノルマにすり替わってしまっているのです。

自閉症スペクトラムの人たちは、発達に独自のスタイルを持つ種族と言えます。この、「自閉症スペクトラムの人たち固有の発達スタイル」とはどのようなものかについて、実は、まだほとんど研究されていないのです。

大人になれば帳尻が合うこともある

発達は、必ずしも連続的に右肩上がりに伸びるとは限りません。ある時期まで全くできなかったのに、ある時期から急にできるようになる、ということがあります。たとえば、排泄の自立を考えてみましょう。

それまではオムツをしていたのに、ある時期から、オムツを全くしなくてもよくなります。読者の皆さんの中にも、小さいときにオムツを1歳で取ってしまった人もいれば、4歳頃まで取っていなかった人もいると思います。しかし、大人になってしまえば同じです。自分が何歳でオムツが取れたかなど、知らない人が多いと思いますし、もし4歳までオムツが取れなかったことを知っていたとしても、そのことを恥だなどと思ってはいないでしょう。

大人になってから振り返れば、オムツがいつ取れたかなど、どうでもよい話です。ところが、4歳までオムツが取れなかった人の場合、2歳でまだオムツが取れていなかった頃、その人の親はとても心配していたかもしれません。オムツが取れている子が周りに着々と増えてきているのに、うちの子はまだ取れていないと焦るわけです。

しかし、その焦りは、同情には値するけれども、後から考えれば結果は同じになるのだから、無駄な焦りです。

同じようなことが、自閉症スペクトラムの人たちの場合にもあるのです。

たとえば、挨拶を考えてみます。自閉症スペクトラムの人たちの多くは、4～5歳だと、まだ自発的にきちんと挨拶することはできません。しかし、大人になると、職場などでの挨拶はある程度上手にできるようになります。いったんできるようになってしまえば、いつからできるようになったかは問題になりません。ところが、まだ挨拶ができない時期に、親や周囲の人たちは、それを問題にするのです。

私の印象では、自閉症スペクトラムの人が周りに目を向けて、社会的に行動することに気を配り始めるのは、多くは中学生以降です。5歳頃、ほかの子どもたちがにこやかに挨拶を交わしている中で、自閉症スペクトラムの子どもは挨拶を無視してしまったり、挨拶などしないでいきなり各論に入ってしまったりするわけです。そうすると親は気にして、「きちんと挨拶をしなさい」と言って、頭を押さえつけて挨拶させようとしたりします。

でも、そんなことをしても、本人がまだ挨拶の意義を理解していないのです。時間が経てば、できるようになるはずなのですが、ほかの子どもたちと同じ時期にできるようになっていないと、親はとても不安になります。これは、オムツと同様に無駄な焦りなのではないでしょうか。

挨拶については、こんなことも考えられます。一般の子どもたちは思春期になると、それまでやっていたことの一部をやらなくなります。挨拶もそのひとつです。中学生の男子の多くは、大人に向かってハキハキと「○○くんのお母さん、こんにちは」などとは言いません。能力が低下するのではなく、思春期の心理とはそういうものです。ところが、自閉症スペクトラムの人たちの一部は、まさにその時期にきちんと挨拶ができるようになってしまうのです。

自閉症スペクトラムの人たちが、大人にきちんと「○○先生、おはようございます」などと言っていると、ちょっとワルぶった同級生たちが、「あいつは大人にハキハキと挨拶なんかして、気持ち悪い」と言って、むしろ周囲から距離を置かれたり、いじめの対象になる要因となったりします。それまでは、ずっと遅れっぱなしだったのに、する／しない、という側面だけで言えば、一時的に逆転してしまうのです。

平均的な子どもの発達では、「大人への挨拶」という行動は、右肩上がりに増加するのではなく、思春期にいったん減少し、成人期で再び上向きになるような凸凹のカーブを描きます。考えておく必要があるのは、このような凸凹カーブまできちんとなぞることを、すべての子どもがノルマとしなければならないのか、ということです。

自閉症スペクトラムの人たちの場合、一般の人たちと違って、「大人への挨拶」が凸凹のカーブを描かないところが特有の発達スタイルのようです。でも、大人になればきちんと挨拶するようになるのであれば、それでいいのではないでしょうか。

ところが、近年の育児本では、幼児期から挨拶を教えろと書かれています。それに沿って一生懸命に挨拶を教えて、思春期にようやく挨拶ができるようになったら、ほかの子は大人に挨拶をしなくなっている。だから今度は、いじめられないために、せっかく何年もかけて身につけた挨拶を、「大人に対してはやめなさい」と教えることになる。そんなことは馬鹿らしいです。

自閉症スペクトラムの人たちには特有の発達スタイルがある。それをきちんと理解しておくことのほうが大事です。白鳥のヒナをアヒルのヒナの集団の中で育てるのと同じで、「この子は、いまは挨拶をしないけれども、自閉症スペクトラムだから挨拶を身につける時期が通常とは違う。いま教えなくても、いずれできるようになるのだ」という見通しさえ持っていれば、別に焦らずにすむわけです。いま、そういう見通しを持てていない専門家が多いから、皆さんが焦ってしまうわけです。

教えればできること、教えてもできないこと

自閉症スペクトラムの人たちが特有の発達スタイルを持つのであれば、まずは、それが具体的にどのようなものなのかを、専門家たちは今後研究していく必要があります。その上で、支援において大事になってくるのは、教えればできることと、教えてもできないことを、的確に見極める目を養うことでしょう。

自閉症スペクトラムの子どもに「大人への挨拶」を教え込むことは、4～5歳では十分な効果が得られません。でも、小学校中学年から高学年にかけて丁寧に指導すれば、比較的簡単に定着します。

子どもが自力ではできないことの中には、ちょっとほかの人の教授や協力があればできるようになることがあります。そのような領域を、旧ソ連の心理学者レフ・ヴィゴツキー（Lev Semenovich Vygotsky）は**「発達の最近接領域」**と呼び、ここに教育の意義があると説きました。これは、現在の教育理論の根底にある重要な考え方です。いつ、何を教えるかという教育カリキュラムは、それぞれの年齢における「発達

の最近接領域」を想定して作られているのです。

ところが、ここでの「発達の最近接領域」は、通常の子どもたちにおける、平均的な発達スタイルをもとに想定されているため、通常とは異なる発達スタイルの子どもたちには、しっくりきません。これから必要となるのは、自閉症スペクトラムの発達スタイルに沿った「発達の最近接領域」を特定していくことだと思います。

もちろん、すべての領域が大人で帳尻が合うわけではありません。たとえば、自閉症スペクトラムの人に微妙な空気を読むことを教えても、残念ながら限界があります。このように、大人になっても、一般の人たちのようにはうまくできない領域が残る人たちが大勢います。自閉症スペクトラムの人たちの一部が、自閉症スペクトラム障害として福祉の対象となることも、事実です。

第3章で、私の身長が164㎝であることを述べました。身長がどの程度まで伸びるかは、素因でかなり決まっています。私の場合は、身長が低い状態で固定して成人期に達することは、素因的に決まっていたのだと思います。

子どもの頃から身長が低かった私は、思春期には、「どうすれば身長がもっと伸びるのだろう？」と悩んだ時期もありました。周りの人からは、「もうあと1㎝だから、そのうち165㎝は超えるよ」などと慰められたこともありました。しかし、結局、164㎝で身長の成長は止まり、そのまま数十年が経過しています。おそらく私は、一生165㎝に達することなく人生を終えるでしょう。

これと同様に、精神機能のさまざまな領域の発達において、個人差は存在します。それぞれの発達スタイルがあり、中には成人期までに帳尻が合う領域もあれば、残念ながら、平均的な水準に達することのないまま終わるものもあるかもしれません。

このあたりのことは、とても難しい問題です。身長が低い人でも、児童期のうちに成長ホルモンを人工的に投与すれば、もっと伸びるのです。実際、著しい低身長の子どもでは、そのような治療を行う場合もあります。私も、もし、子どものときに成長ホルモンの治療を受けていたとしたら、いまよりも身長が高くなっていたかもしれません。

しかし、もし、世の中の身長の低い人がみんな成長ホルモンを使ったら、どうなるでしょうか？　平均身長が上昇して、その中で、また平均値に届かない低身長の人が出てくるだけのことです。

大勢の人で身長の統計を取ると、平均値あたりの人数が最も多く、それから上にも下にも離れれば離れるほど、人数が減っていくような分布を示します。すべての人が画一的に同じ身長になるわけではないので、その分布の中では相対的に高い人も低い人もいます。低身長の人が薬などを使って身長が伸びても、統計の分布が変わって平均値も変わるため、相対的な位置は変わらないのです。

同様のことは、知能や学力についても言えます。数値化できませんが、「空気を読む」「微妙な対人関係の調整をする」などの能力についても、相対的なものですので、同じことが言えると思います。素因として、得意な人もいれば苦手な人もいます。小さいときから苦手で、大人になっても苦手という領域が残る人もいます。人に多様性がある限り、社会的に不利な少数派の人たちは、必ずある一定の割合で存在します。そのような人には、福祉的支援をためらってはなりません。

教育界にしばしば見られる幻想ですが、「どんな人でも時間をかけて繰り返し量をこなせば、必ずできるようになる」という考えを持つ先生がかなりいます。このような風土を変えていかないといけません。何かを目指すときには、苦手なことを克服することが美徳だと、私たちは思いがちです。漢字が苦手なら、ドリルを30ページやればよい。そんなふうに量をこなして時間をかければ覚えられるはず。それが一般の考え方です。

しかし、それがうまくいかないのが自閉症スペクトラムの人たちなのです。苦手の克服を最優先課題にするのは、自閉症スペクトラムの人たちにとってはしばしば逆効果となり、特訓すればするほど嫌いになってしまいます。

自閉症スペクトラムの人たちは、ほかの人に合わせるのが苦手です。そうすると親や指導者は、子どもが小さいうちから「みんなに合わせる」ことを身につけさせようと頑張るのですが、結局は、人づきあいが嫌になってしまう可能性が高まるのです。

トップダウンの育児論

自閉症スペクトラムの子どもを育てるときに、2通りの考え方があります。1つは、少しでも標準的な発達に近づけたい、発達を伸ばしたいという、いわゆる**「ボトムアップ」**的な考え方。それに対して、もう完全に普通にはならないから、できることをしっかり保障して、できないことは無理しないでおこうという、補完的なアプローチがあります。これは**「トップダウン」**的な考え方です。

総じて言うと、子どもが幼児期から小学校低学年ぐらいまでの時期、支援者は、ボトムアップで頑張ろうとします。一方、中学を卒業して高校に進学するあたりから、徐々にトップダウンの支援者が増えてきます。成人期の支援者は、ほぼ間違いなくトップダウンです。

ところが、子どもの側から見ると、この2つの考え方は矛盾しているのです。小さいときから「頑張りなさい、一生懸命能力を伸ばしなさい」と急きたてられてきたのに、思春期になると、あるとき突然、「もう限界だからあきらめなさい」と言われるようになる。方針が180度変わるわけです。

その頃になると、本人にも結構周りが見えてきます。「周りは『もう頑張らなくていい』と言うけれど、ここまで一生懸命頑張ってきたのに、うまくいかない自分はダメな人間だ」などと思ってしまい、本人は相当なショックを受け、自信を失います。

幼児期に近い時期の支援者たちがボトムアップで頑張ろうとするのは、目の前の子どもが将来どうなるのかという見通しが持てていないからに過ぎません。地域の自閉症スペクトラムの子どもたちを一手に引き受ける基幹のセンターで、幼児期から成人期までフォローアップしてきた専門家の立場から見ると、先が見えていない闇雲《やみくも》なボトムアップ・アプローチは、とても危険です。

どんなに小さな年齢であっても、将来どのような状態になる可能性があるか、ある程度の目安を示すことができるのが専門家です。それを念頭に置きながら、トップダウンで育児に取り組んでいく。これが最良の支援です。そして、そのスタートは、早ければ早いほどよいのです。

もちろん、その目安に多少の幅があるのはしかたがありません。ただ、親や先生たちは、そのような幅があるとき、つい高めの到達点を目安にしようとする傾向があります。

しかし、むしろ逆がよいのです。トップダウンで育児すること、そして将来の到達点の目安を低めに設定しておくこと。このようなトップダウンの育児論で支援を受けてきた子どもたちが、成人期に最も充実した生活を送れています。

トップダウンの目標の立て方

トップダウンの目標の立て方の例を3つほど挙げてみます。

(1)「協調性」より「ルール順守」

まず、「ソーシャル・スキル」に関する目標です。

ソーシャル・スキルというと、協調性をイメージする人が多いと思います。すなわち、状況に応じて柔軟に他者に合わせることです。しかし、他者の気持ちを察することや、空気を読むことが苦手な自閉症スペクトラムの人たちにとって、これは至難の業です。でも、書面などで明確に定められたルールを守ることは、決して不可能ではありません。それどころか、人一倍上手な人もたくさんいます。

協調性とルール順守は、多くの社会的場面では一致します。しかし、時にルールを厳密に守り過ぎることが、その場の人たちの協調を乱すこともあります。そのようなときには、こう考えてみるとよいでしょう。「絶対に人に合わせることしかできない人と、絶対にルールしか守れない人だったら、どちらを取る？」と。

人に合わせるというのは相対的な基準ですから、合わせる相手を間違えると、非倫理的行為や、場合によっては、犯罪行為に加担することもあり得ます。しかし、ルールしか守らない場合、たしかに融通が利かない側面はあるものの、信頼はおけます。

このように、通常ならば両立可能な目標が、将来的に両立が難しい場合、どちらかしか達成できないとすると、どちらを取るほうが負の影響が少ないか、という視点で考えてみることは重要です。

(2)「コツコツ」よりも「一発勝負」

これも、同じような考え方です。興味が持てない課題などを日頃からコツコツ行うことは、自閉症スペクトラムの人には無理な要求です。一方、何かに熱中してしまうと時間の経つのを忘れてしまい、次にやることへうまく切り替えられず、遅刻しそうになっていつもヒヤヒヤしてしまう、ということがしばしばあります。このように、興味の偏りが著しく、仕事やスケジュール管理が安定しない人たちに対して、普段からコツコツ頑張ることを教えるのは、きわめて難しいのです。

しかし、よく見ると、そのような人たちの多くは、普段からコツコツ頑張ることはしていないにもかかわらず、締切ぎりぎりになってから大急ぎでやってしまう、あるいは、周囲の人がしびれを切らして手伝ってくれて、ぎりぎりで間に合う、という形で、何とか帳尻を合わせているのです。

このようなとき、一般の人たちは、「土壇場《どたんば》で慌てるのはよくないから、次からは、普段からコツコツやっておこう」という教訓を胸に刻みます。あるいは、周囲はそれを期待します。ところが、自閉症スペクトラムの人たちは、異なる感想を持つことがあります。それは、「普段やらなくても、いざとなったら何とかなる」という感想です。

このように思うことを否定する必要は全くありません。ここでも考えてみてください。「普段コツコツとはやらないけれど、いざというときだけはやれる人」と、「普段はコツコツやるけれど、いざというときだけはやれない人」。もっと簡単に言うと、「本番にだけは強い人」と「本番にだけは弱い人」。どちらかしかないと言われたら、どちらがよいでしょうか?

実は、非障害自閉症スペクトラムの人たちに共通するのは、たとえいろいろな問題は残っているとしても、本番に強い性格であることです。逆に、いろいろな挫折を味わい、二次的な問題を併せ持つ人たちは、普段、真面目に頑張っている割に、本番では力を発揮できません。

本番に強い人に対しては、本番に強いという特性をほめて伸ばすべきです。「よい結果が出てよかったね」とだけ言えばよいのです。「もっと普段から頑張れ」と言ってはいけません。

自閉症スペクトラムの人たちの多くは、普段から頑張ることが苦手です。普段、頑張らせると、「頑張ること」そのものにエネルギーを使ってしまい、本番で力を発揮できなくなります。

(3) 相手の話を聞いていれば、姿勢は問わない

よく、真面目に人の話を聞いていない生徒に向かって、先生が「姿勢!」と注意してその生徒の背筋を伸ばさせるなど、姿勢の矯正をすることがあります。自閉症スペクトラムの生徒の中には、姿勢の保持が難しく、いつもどこかに寄りかかっていたり、机に肘をつくなど姿勢の悪い人がいるため、先生からこのような注意を受けることが多いのです。

ところが、姿勢の悪い自閉症スペクトラムの人たちにとって、姿勢を正すことはかなり意識を向けないとできない作業なのです。したがって、彼らが姿勢をきちんとするためには、「姿勢をきちんとすること」に常に意識を向けなければならなくなります。結果として何が起こるかというと、肝腎の先生の話に集中できず、上の空になってしまうのです。先生は「姿勢が悪い」=「上の空」と思っているのですが、実は逆で、「姿勢がよい」=「上の空」なのです。

ここでも、究極の選択が出てきます。「姿勢がよい」ことと「人の話を聞く」ことの両立が難しい場合、どちらを優先すべきか、ということです。これは、時と場合によります。先生の話を聞いてちゃんと学習してほしいときは、姿勢よりも、その生徒

がちゃんと人の話を聞いているかどうかを確認すればよいのです。

一方、時には、人の話を聞くことよりも姿勢のほうが重要なときもあります。大きな声では言えませんが、式典などで校長や来賓が挨拶している場面などは、参加者が姿勢を正していることが最も大事ですので、姿勢にだけ集中し、話は聞いていなくてもよし、と考えてください。

「自律スキル」と「ソーシャル・スキル」

私が知っている大人の非障害自閉症スペクトラムの人が、あるとき、自分のモットーを教えてくれました。それは、「人と違うことをやるべき」ということと、「社会のルールはきちんと守るべき」というものでした。これを聞いたとき、私は「なるほどな」と思いました。

たしかに、この人は、ほかの人があまり考えないような発想をどんどんするのです。本人も、それをモットーにしています。「人と違うことをやる」というのは、自閉症スペクトラムの人にとって、とてもよいモットーです。なぜなら、彼らは、あまり苦労しなくても人と違うことができてしまうからです。むしろ、人と同じことをするほうが難しいくらいです。

ただし、どんなに人と違うことをやるとしても、社会のルールからはずれてしまってはいけません。そこのところを、「社会のルールはきちんと守る」というもうひとつのモットーで補っているのです。「自分は社会のルールをきちんと守っているから大丈夫だ」という自信が持てているので、思う存分、人と違うこともやれるのです。

この人の言葉を聞いてから、私は、次のようなことを考えるようになりました。それは、子どもが大人になって社会にうまく出ていけるかどうかのカギは、「自律スキル」と「ソーシャル・スキル」だ、ということです。

「自律」というのは、自分で自分をコントロールすることです。ちなみに、「自立」は、自分ひとりでできることという意味です。障害のある人が、何でも自分ひとりでやる「自立」を目指すのは、難しいです。でも、自分にできることは自分でやり、できないことは人に頼むということならば、練習可能です。それが「自律」です。

自律スキルを身につけるための原点は、自己肯定感を持つことです。つまり、自分にはこんなことができる、と自信を持って言えることです。できることに自信を持てていれば、できないことについても、自信を持って「自分にはこれはできない」と判断できます。自分の能力の限界もきちんと把握しておく。そのことについて悪びれる必要はありません。これが自律スキルです。

「ソーシャル・スキル」というのは、社会性です。自閉症スペクトラムの人に必要なソーシャル・スキルは、「ルールを守れること」と「ほかの人に相談できること」、この2点です。人に合わせることではないのです。ここが大事です。

他者に合わせる意識を強く持ち過ぎてしまった自閉症スペクトラムの人は、成人期の社会適応が、むしろ悪くなりがちです。他者は、人によって意見が異なりますし、同じ人であっても、言うことが変化して一貫性がない場合もあります。

自閉症スペクトラムの人たちは、もともと他者の意図を汲むことが苦手であるため、他者に合わせる意識が強過ぎると、他者の意見を理解するだけでも精一杯で、自分の確固とした判断基準が持てないままになってしまうのです。

社会性を身につける際の基本は、「一貫性のあるルールを守ること」です。自閉症スペクトラムの人たちにとっては、他者に合わせるよりも、こちらのほうが自信を持って確実に身につけることができます。それから、自分の能力の限界を把握することが大事と述べましたが、自分の能力を超えていると思ったら、潔く人に相談する習慣を身につけておくことも重要です。

ただし、自閉症スペクトラムの人は、ほかの人がルールを守れないときに、ことさらに批判や非難をし過ぎて迷惑がられることがあるので、そのあたりの対応は、少し教えておく必要があります。要するに、「ほかの人がルール違反をすることは、たしかに問題だが、あなたがその場の責任者ではない場合は、その人への注意は責任者に任せる」ということを、教えておくとよいでしょう。

いずれにしても、「ルールさえ守っていれば、人と違うことをやるのはいいことなのだ」という価値観で育ってきた自閉症スペクトラムの人は、穏やかで、真面目で、意欲があって、明るくて、クリエイティブな大人になることが十分に可能です。

障害の有無や程度を左右するのは「日常生活能力」

障害のある人に支給される「障害基礎年金」というものがあります。精神障害の人たちが障害基礎年金を申請する際に主治医が書く診断書の中で、その人が年金受給の要件に該当するのかどうか、もし該当するならば、どの等級が適切かを判断する目安は、日常生活においてどの程度の支援が必要かということです。「日常生活能力」は、次の7項目で判断されます。

1. 適切な食事：配膳などの準備も含めて適当量をバランスよく摂ることがほぼできるなど。

2. 身辺の清潔保持：洗面、洗髪、入浴等の身体の衛生保持や、着替え等ができる。また、自室の清掃や片付けができるなど。

3. 金銭管理と買い物：金銭を独力で適切に管理し、やりくりがほぼできる。また、一人で買い物が可能であり、計画的な買い物がほぼできるなど。

4. 通院と服薬：規則的に通院や服薬を行い、病状等を主治医に伝えることができるなど。

5. 他人との意思伝達及び対人関係：他人の話を聞く、自分の意思を相手に伝える、集団的行動が行えるなど。

6. 身辺の安全保持及び危機対応：事故等の危険から身を守る能力がある、通常と異なる事態となったときに、他人に援助を求めるなどを含めて、適正に対応することができるなど。

7. 社会性：銀行での金銭の出し入れや公共施設等の利用が一人で可能。また、社会生活に必要な手続きが行えるなど。

以上です。診断書のこの項には、赤字で「判断にあたっては、単身で生活するとしたら可能かどうかで判断してください」という但し書きがついています。つまり、一人暮らしでどの程度の日常生活を送ることができるかが重要ということです。

各項目の内容を見ると、まさに私が強調している自律スキルとソーシャル・スキルにほかなりません。ここからもわかるように、大人になったときにどの程度障害が残るかを左右するのは、自律スキルとソーシャル・スキルに裏付けられた「日常生活能力」なのです。

一方、項目の中には学歴や学力に関するものは一切ありません。もし、お子さんが発達障害で、かつ勉強が苦手なのであれば、勉強をいくら特訓しても障害の軽減には直結しないのです。それよりも、ここに挙げた7項目のような、日常生活能力を身につけるための工夫を教えていくことのほうが、ずっと有用です。

もちろん、これらの項目も苦手な人が多いのは事実ですが、その場合でも、特訓はいけません。無理のないペースで教えていってください。障害の軽減に直結するのは、こうした生活する力を身につけていくことなのです。

人は、日常生活の中で、さまざまな活動を自分で計画したり、試してみたりすることによって、現実社会を生きている感覚を得るのです。大事なことは、やってみて、失敗したときには反省する。反省して少し修正をしてみたり、やり直しをしてみたりして、最後にできてよかった、という体験をどれだけ積めるか、ということです。

たとえば、電車好きのお子さんの場合、今度の休みの日に○○へ行こう、この電車とこの電車に乗って、ここで休憩しよう、といったことを自分で時刻表を見て計画を立てて、計画通りに行って戻ってきて、楽しかった、という一日を過ごす。そういう体験が、生きている実感になるのです。電車でなくても、料理でも同様です。レシピ本を見て、これを作ってみようと思う。それで、自分で材料を買ってきて作ってみて、完成して、食べておいしかった。そういうことが大事なのです。

ライフステージに応じた支援：カギは思春期にあり！

何かがうまくできない人に対して、特別な配慮をすることがあります。その場合、

2通りの考え方があります。「特訓する」という考え方と「負荷を減らす」という考え方です。

まだ小さな子どもに対して、何かを特訓することはありません。2歳の子どもに九九を1日2時間ずつ練習させる人などいません。それは、読者の皆さんにも簡単にわかると思います。よく「物心がつく」と言います。世の中のいろいろなことがなんとなくわかり始めることを指し、通常は、幼児期を過ぎたあたりの時期に該当します。

一般に、物心がつく前の時期に何かを特訓することはしません。その子ども自身が、「苦しい特訓を乗り越えてでもこうなりたい」と思えるような目標や動機を、まだ持たないからです。その時期に特訓などすると、その子の心の健康が大きく損なわれてしまいます。

自閉症スペクトラムの子どもたちでも、物心がつく前に特訓を強要されると、心の健康を損ねます。いわゆる「二次的な問題」を誘発する危険性が高くなります。ここで問題となるのは、では、自閉症スペクトラムの人たちが物心つくのはいつ頃なのか、ということです。

私が関わったことのある非障害自閉症スペクトラムの成人の人たちに、私はよく、

「いつ頃から世の中のことや自分の周囲のことに目を向けられるようになりましたか？」と訊ねてみます。すると驚くことに、多くの人たちの答えが一致するのです。それは、「中学生頃」という答えです。

実際、私たちが子どもの頃から関わって成人期に達した人たちの経過を、直接観察してきた経験でも、思春期のある時期から急に大人びて、分別のある言動が増えてくる人が多いのです。つまり、自閉症スペクトラムの人たちが物心つくのは、思春期であると考えられます。

これは、支援を考える上できわめて重要なことです。なぜなら、**自閉症スペクトラムの子どもに対しては、少なくとも小学校高学年まで特訓をしてはいけない**ことになるからです。これは親だけではなくて、小学校の先生に対しても強調しておかなければなりません。学校の先生も、どちらかというと、頑張らせたがる人が多いのです。

性格の上でも、自閉症スペクトラムの人たちは、それまでさまざまな行動の問題があった人でさえも、大半の人が思春期以降は驚くほど真面目になります。物心がつく前、まだ周りが見えてないために、悪気なくいろいろな問題を起こすことがあっても、物心がついた思春期以降は、周囲に気づかい、真面目になるのです。そのときに、自

図3　意欲の貯蓄と消費

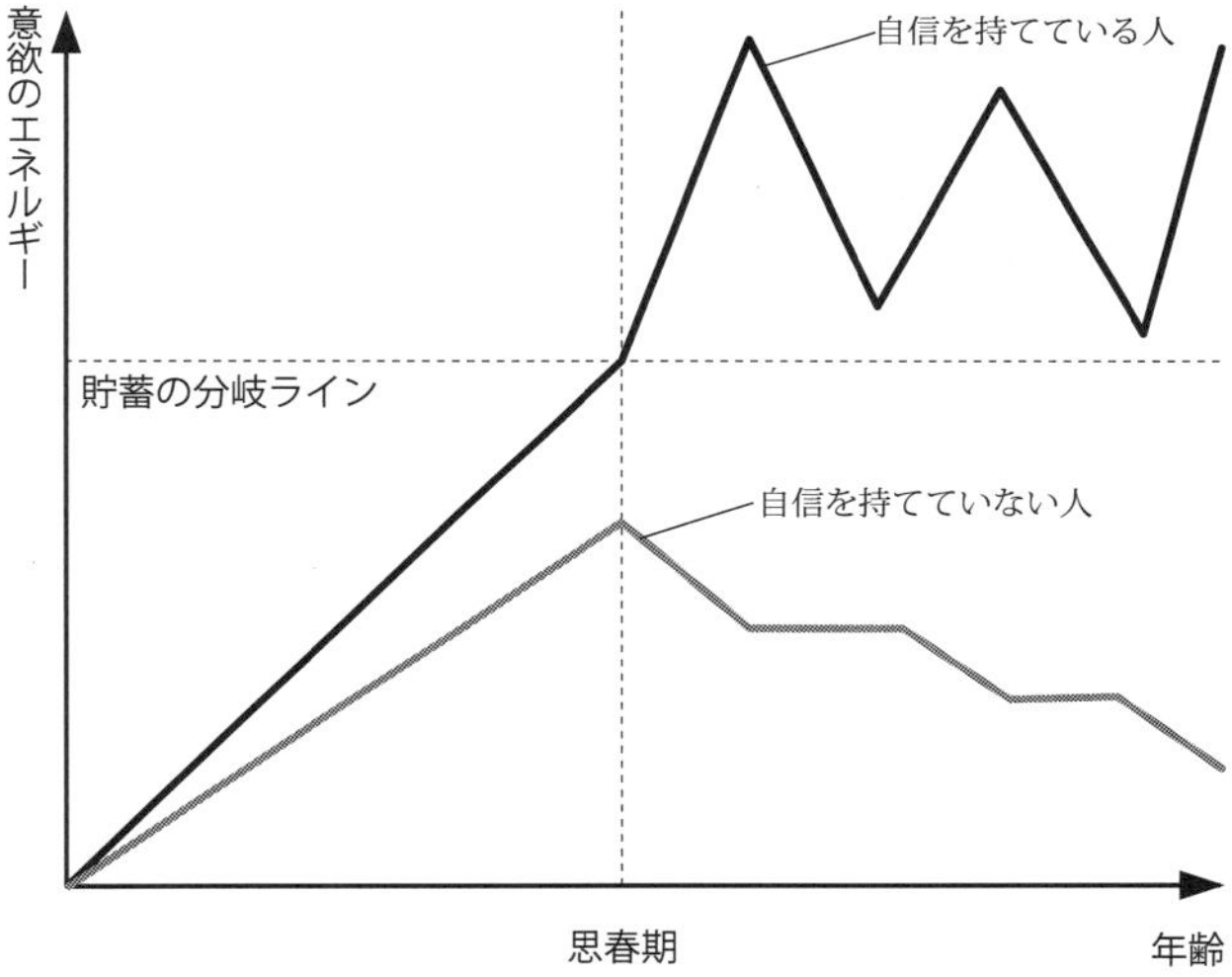

信を持てている人は、その真面目さが向上心につながります。一方、自信のない状態で真面目さが身につくと、抑うつ的、内向的で、不安が強くなります。

図3をご覧ください。意欲をエネルギーにたとえると、思春期までは意欲のエネルギーを蓄える時期です。思春期に達したところで意欲のエネルギーがある一定の水準（ここでは**「貯蓄の分岐ライン」**と呼ぶことにします）を超えていると、それ以降は、試練に直面しても、それを克服していこうという意欲が自然に湧いてくるように

なります。

ところが、思春期までに意欲のエネルギーが消耗して、「貯蓄の分岐ライン」に達することができないと、思春期後には、ちょっとした試練に対しても意欲のエネルギーが減少してしまいます。一定の預金が貯まると、多少の出費なら利子で対応できるのに対して、預金が少ないと、ちょっとした出費でも元金が目減りしてしまうのに似ています。

このように考えていくと、自閉症スペクトラムの支援は、思春期の前後に分けて考えるとよいことがわかります。思春期よりも前は、意欲のエネルギーを蓄える時期です。支援では、(1)保護的な環境を提供すること、(2)得意なことを十分に保障すること、(3)苦手なことの特訓を極力させないこと、(4)大人に相談してうまくいったという経験を持たせること、の4点に留意します。

思春期以降、意欲のエネルギーが十分に蓄えられたら、多少の困難には自分から意欲的に立ち向かえるようになります。支援では、本人の試行錯誤を周囲が支援するという体制を作ることが重要です。

2. 思春期より前の支援

支援の原則

支援で私たちにできることは、狭義の自閉症スペクトラム障害を減らすことについては限界がありそうです。しかし、自閉症の特徴が弱い人たちの中から、二次的な問題を起こす人の発生を少しでも抑え、非障害自閉症スペクトラムの人たちを増やすということは、目標にできるのではないかと思います。

思春期より前の支援における最重要課題は、二次的な問題の予防です。二次的な問題で一番起こりやすいのは、いじめ被害、不登校です。さらに、それらが遷延化《せんえんか》してひきこもりに移行します。これらをどうやって予防するのかが重要です。

思春期よりも前、つまり、意欲のエネルギーを蓄える時期の支援で行うべきことは、次の4つです。

(1)保護的な環境を提供すること

まず、絶対に失敗をしないようにお膳立てすることが重要です。「失敗から学ぶものは多い」と言う人がいます。「世間は厳しいから、自分の思い通りにならないことも多いのだということを教えたい」「我慢することを教えたい」などと言われます。

しかし、小学生のうちは、世間の荒波にもまれる必要はありません。むしろ、荒波にもまれてはいけません。この時期に荒波にもまれると、プラスの学習ではなくトラウマとして記憶され、将来、フラッシュバックを起こしやすくなります。

荒波にもまれず、保護的な環境で育った子どものほうが、自信がつきます。自信は、カラ元気で全然構わないのです。ほかの人から見ると、なぜこんな些細なことで自信を持っているのだろうと思われるようなことでも、やはり自信を持って育っている人のほうが、成人期の適応がよくなっています。

(2)得意なことを十分に保障すること

得意なことを生活の中で十分に保障することによって、自信を形成させます。このとき、ほめ方が重要になってきます。一般に親は、子どもの年齢が上がるにつれて、親がさせたいことを子どもが頑張ってやったときにだけ、ほめるようになります。一方、子どもが得意なことは、つい「できて当たり前」と思ってしまって、だんだんほめなくなります。

しかし、本当は逆で、子どもが一番ほめてほしいのは、自分が得意なことなのです。

さらに、ほかの人と違うことにこそ、ほめるべきポイントがあるのかもしれません。子どもが得意なこと、ほかの人と違うことこそほめるということを、ぜひ意識してください。

(3) 苦手なことの特訓を極力させないこと

思春期より前に苦手克服の特訓を要求され続けることは、二次的な問題の発生リスクを高めます。特訓は、本来強要するものではありません。思春期以降に自発的な動機づけが出てきたら、本人が必要と思うことについては勝手に特訓を始めます。

(4) 大人に相談してうまくいったという経験を持たせること

相談は、自閉症スペクトラムの人たちが最も苦手とするコミュニケーションです。どうでもよいような話題は雄弁に話すのに、最も困っていることについて肝腎なときには話さないということが、成人期でさえも、多くの自閉症スペクトラムの人たちで見られるのです。

幼児期から学齢期にかけては、「あの人に話したら、事態が好転した」という経験を積ませることが重要です。「相談」という形式を取っていなくても、相談しようという意識が必ずしもなくても構いません。何かがうまくできないと泣く、騒ぐ、母親に「やって」と要求してくる。そうしたコミュニケーション行動が、将来の相談の萌芽なのです。

ですから、「そのくらい自分でやりなさい」と突き放すのではなく、何ができないのか、何をしてほしいのかを丁寧に確認し、子どもに寄り添いながら、一緒に問題を解決するという姿勢を示すことが重要です。ここで、視覚的に段取りを示し、その段取りに沿って子どもが問題を解決できれば、言うことはありません。

早期発見

自閉症スペクトラムの特徴は、いくら早期から支援しても、ゼロになることはありません。しかし、早い時期から特有の発達スタイルに応じた育て方、接し方を親や周囲の人たちが知っておくことによって、二次的な問題を予防することは可能です。

また、もし二次的な問題が生じかけたときに、迅速に対応できる準備をしておくことは重要です。したがって、乳幼児期に何らかの特徴が見られる場合には、自閉症スペクトラムの発達スタイルに即した早期支援を開始するほうがよいのです。

自閉症スペクトラムの子どもについて、親が最初に察知する問題は、「親の指示に従わない」「同世代の子どもと遊ばない」「落ち着きがない」「カンシャクを起こしやすい」などです。

しかし、これらは親の視点から見た表現であって、子どもの側から見ると、問題の内容は異なってきます。すなわち、「自分はやりたくないのに親が強要して困る」「同世代の子どもには興味がない」「じっくり遊べるものが提供してもらえない」「戸惑うことが多くて不安」などとなります。

親が自分側の視点しか持たず、子どもの視点に気づかずにいると、親自身の焦りから、過剰な叱責や強引な抑圧を喚起しかねません。叱責や抑圧は、子どもの側にさらなる違和感を生じ、親も子どもも恒常的にストレスを蓄積していきます。このような事態が続くことが、子どもに思春期以降のうつ、不安障害、ひきこもりなどの二次的な問題を生じさせる遠因になるのです。

乳幼児期に自閉症スペクトラムを早期発見し、支援を早期から開始することは、このような二次的な問題の予防という観点からは、きわめて重要です。すなわち、親が自らの問題と子ども本人の問題とを整理し、自らの悩みを相談しながら、子どもの視点に立った育児の方法と支援の受け方を学ぶことについては、開始時期が早ければ早いほど効果的です。

わが国には、自閉症スペクトラムの早期発見を先駆的に行っている地域がいくつかあります。これらの地域における早期対応の拠点は、1歳半健診です。ただし、1歳半健診ですべての自閉症スペクトラムの子どもが把握されるわけではありません。そのような把握もれについては、3歳児健診が活用されます。さらに、地域の幼稚園や保育所の先生たちが自閉症スペクトラムの子どもたちを見分ける力をつけている地域では、5歳までにはすでに大半の子どもが把握されるようになっています。

乳幼児期は、自閉症スペクトラムの特徴がはっきりと見えにくい場合が多いため、1回限りの乳幼児健診の場だけで精度高く発見することは困難です。そこで、最初の健診の段階では、自閉症スペクトラムだけでなく、なんらかの支援ニーズがありそうな子どもをすべて抽出し、家庭訪問や電話相談、親子で参加する遊びの教室、臨床心理士による個別の相談など、さまざまな育児支援活動を通して絞り込んでいくというプロセスを取ります。

点だけでなく線でも見るというこのプロセスを、私たちは**「抽出・絞り込み法」**と名づけています。

育児に関するさまざまな相談を継続的に行っていくための端緒である乳幼児健診を「抽出」段階、続くフォローアップ活動を「絞り込み」段階とする、明確な育児支援の枠組みを持つことにより、親の精神保健への配慮が可能となり、高い倫理性と精度を持って、発達障害の早期発見を行うことができます。

このような方法を地域で保障するためには、保健師、幼稚園・保育園、医療機関、児童相談所、地域療育センターなど、子どもの発達に関わるさまざまな関係機関がネットワークを作る必要があります。

親の気づきと診断告知

乳幼児健診などで、専門家が子どもの発達の問題に気づいたとき、すぐその場で親に伝えることは、きわめて難しいものです。親が同様に子どもの問題に気づいているのかどうかはわからない。仮に気づいているとしても、その問題を、将来にわたって続き、成人後も固定する特性であるとまで捉えていることは少ないからです。この時期の親は、「子どもの発達の問題に気づいて心配である状態」と、「いま見えている問題は一過性のものであり、いずれ消失すると思いたい状態」との間で揺れ動きます。

子どもの発達の問題を親に伝える際のジレンマが、もうひとつあります。自閉症スペクトラムの人たちは、すべての領域における発達が一様に遅れているのではなく、発達に得意な領域と苦手な領域が見られるのが特徴です。

子どもの発達の問題を親に伝えるときには、子どもの苦手な領域を指摘しなければなりません。しかし、支援においては、苦手な領域を訓練することよりも、得意な領域を伸ばすことのほうが重要です。このことをうまく伝えるのが難しいのです。

わが子に苦手な領域があると知らされた親の多くは、早い時期から訓練を重ねれば、いずれほかの子どもたちに追いつくのではないか、と考えるものです。苦手な領域が限られているほど、また苦手さが軽く見えるほど、その考え方は強くなります。

しかし、実際に訓練してみると、ことはそう簡単に解決しません。その結果、親の焦りは強くなり、子どもに対する否認や叱責が徐々にエスカレートし、二次的問題が発生するリスクを高めてしまいます。

一方、苦手な領域について明言を避け、得意な領域だけを指摘するのでは、親に子どもの特徴を認識させることができません。「専門家が何も指摘しないのだから、うちの子は大丈夫」と考えた親もまた、結局は子どもの苦手な領域に目を向けがちとなり、「大丈夫な子だから、苦手なことも頑張れば克服できるはず」という考えのもとで、過度の訓練を課すことになってしまいます。

子どもの発達の問題を親に伝える際には、子どもの発達に得意な領域と苦手な領域があることを具体的に示すこと、および、その特性が生涯続く可能性が高いことを確実に伝えることが重要です。その上で、苦手な領域の訓練に比重をかけ過ぎることが二次的な問題が発生するリスクを高めること、得意な領域を伸ばすことによって本人の自己肯定感を高めることこそが、最も必要な支援であることを伝えなければなりません。

これらをすべて含めて説明した上で診断名を伝えることが、診断告知なのです。適切な診断告知をすることによって、親が自分の子どもについて、「治療すべき〝病気〟」を持っていると捉えるのではなく、「支援すべき少数派の〝種族〟」であると捉えることができるよう支援することが重要です。

子どもの発達の問題について伝えたときに、すべての親が一様な捉え方をするわけではありません。伝えるにあたっては、親のパーソナリティや家族内の人間関係（両親、祖父母など）について評価を行う必要があります。ここで、支援－評価－告知という循環を繰り返していくことが重要です。

乳幼児健診の場で子どもの発達の問題に気づいた場合、まずは親に簡単に伝えてみて、親がすでにその問題に気づいているかどうかを確認します。次に、その問題への対策となる支援プランを提案し、親の同意のもとで実践してみます。ある程度実践したところで、その結果について評価し、それを親に伝えるとともに、親の反応を評価します。その上で、さらに次の支援プランを立てる、という具合に進めていくのです。

評価、支援プラン、実際の支援内容とその結果によって、支援者と親との間にどのような信頼関係ができるのかも、評価しておく必要があります。仮に、親がすでに子どもの問題に気づいていたとしても、他者から問題だけを指摘されると、非難されたような感覚を持つことが多いものです。しかし、その問題への対策を立て、実行し、結果を検証するというプロセスを共有しようとする姿勢を示す支援者に対しては、信頼を寄せる可能性が高まります。

親と支援者との間に、ある程度の信頼関係ができてきたら、親の精神保健に配慮しつつ、子どもの特性について学ぶ場を設けていきます。自分ひとりよりも、同じような悩みを持つ親同士の小グループのほうが学びやすい人に対しては、グループワークが導入されます。

親同士をグループ化する方法としては、似た立場の人たちの横の関係による**「ピア・カウンセリング」**と、先輩から後輩への助言を保障する**「メンタリング」**の2通りがあります。ピア・カウンセリングについては、近年では、「ペアレント・トレーニング」、あるいは「ペアレント・サポート・プログラム」などのパッケージ化されたグループワークのプログラムが開発されています。メンタリングについては、日本自閉症協会などが「ペアレント・メンター」の育成と普及の事業を行っています。

「早期治療」の落とし穴

一般の病気では、早期発見が勧められるのは、早ければ早いほど治りやすい場合です。そのためか、自閉症スペクトラムで「早期発見が大事」と言われると、親だけでなく一部の支援者までが、「早ければ早いほど自閉症スペクトラムという〝病気〟が治りやすいのではないか」と考え違いをしてしまいます。

過去、自閉症に対して幼児期早期から開始する「早期治療法」が、いろいろと試みられてきました。現在、その中で効果があると主張されているものの多くは、乳幼児期の愛着理論や行動理論をもとに、発達の異常を修正しようとするものです。通常の発達より遅れていたりずれていたりする部分は、通常に近づけようとし、通常の子どもはやらないことをやる場合には、やらないように矯正します。

これらのやり方は、たしかに、子どもたちの行動をある程度変化させることができるため、生活の中で自分自身、あるいは周囲の人が困るような行動の問題を軽減したいときなどに用いると有効です。また、自閉症スペクトラムの子どもたちの中には、幼児期早期からこの方法で支援を受けたことで、問題に気づかれた時点より対人関係が改善したり、知能指数が上昇したり、発語が上手になったりする場合があります。

これらを、この〝治療法〟を推進する人たちは、〝治療効果〟と言って強調します。しかし、そこには落とし穴があることに注意が必要です。

私は、早ければ1歳代前半から、遅くても3歳代から早期支援を開始し、その後、最低でも10年以上は外来で定期的に診察をしている自閉症スペクトラムの人たちを、何百人も経験しています。これらの人たちの中には、さまざまな〝治療法〟を試した人たちが含まれます。

どのような治療法を試した人たちであっても、幼児期に見られた問題が全く改善していないということはありません。発達が遅れていた子どもも、年齢とともに幼児期よりは伸びていますし、対人行動も改善しています。しかし、私はこれまでに、自閉症スペクトラムの特徴が完全にゼロになったと断言できる人を、一人も経験していません。

さまざまな〝治療法〟では、治療効果を知能指数（ＩＱ）の上昇で示しています。「治療開始時に比べて、一定の治療を行った後はＩＱが上昇し、中には正常範囲に入った人もいる。だからこの治療は有効だった」という主張です。でも、私が担当した子どもたちの中には、そのような治療法をやらなかったけれどもＩＱが上昇した人もいれば、そのような治療法を受けたけれどもＩＱが上がらなかった人もいるのです。

ＩＱに関して言うと、地域の発達障害の子どもたちの支援を一手に担う基幹の療育センターがある地域では、支援開始年齢とその子どもの就学時のＩＱは相関していま す。でも、その相関は、「支援開始年齢が低いほどＩＱが低い」という相関なのです。早期発見すれば治りやすいのであれば、相関はその逆になるはずです。でも、そうではないのです。

支援開始年齢が低いほどＩＱが低いのは、ＩＱの低い子どものほうが早く見つかりやすいからです。その歴然とした事実を覆すほどの効果を示せた〝治療法〟を、私は知りません。

IQが上がっても自閉症が治るわけではない

IQが上がると自閉症は治るのかというと、そうではありません。知的な遅れはなくなるかもしれませんが、自閉症スペクトラムの特徴は残ります。それでは、もともとIQの高かった人はどうでしょうか?

次ページの**図4**は、私たちがかつて行った調査の結果です。幼児期(5歳以前)から私たちが直接関わっていた、知的障害のないタイプの自閉症スペクトラムの人たちで、どのような状態になっているかを1年ごとに観察し、10歳まで調べたものです。

5歳の時点で自閉症スペクトラムの特徴が強く、「自閉症」と診断されていた人の多くは、10歳の時点では自閉症スペクトラムの特徴が弱くなり、自閉症スペクトラムだが自閉症とまでは言えない状態になっていました。

では、5歳の時点で、すでに自閉症とまでは言えない状態だった自閉症スペクトラムの子どもたちはどうなったかというと、彼らの中に、10歳時点で自閉症スペクトラ

図4　知的障害のないタイプの5歳から10歳までの特徴の変遷

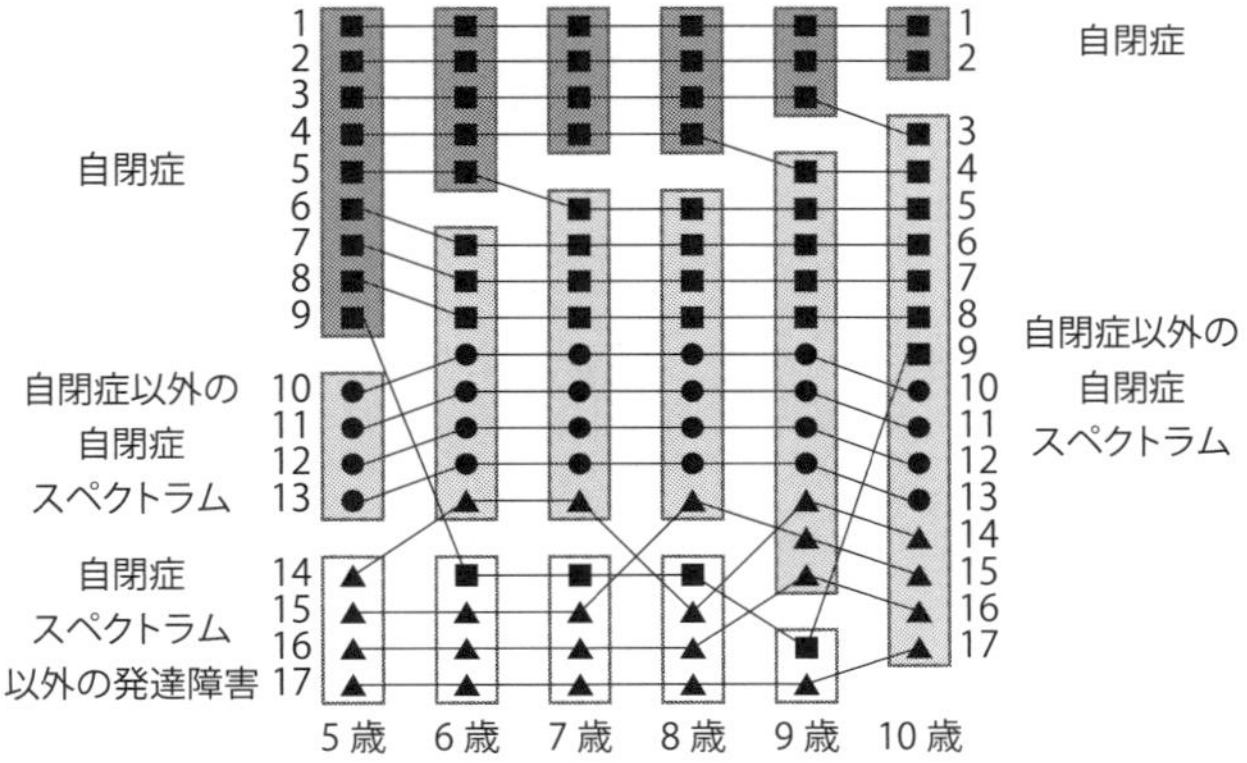

（清水，本田ら，2000）

ムではなくなった子どもは一人もいませんでした。一方、5歳の時点では自閉症スペクトラム以外の発達障害と考えられていた子どもたちの中に、年齢の上昇とともに、自閉症スペクトラムの特徴がむしろ顕著になってきた子どもがいたのです。

この対象の子どもたちに対して、私たちは何もせず放置していたわけではありません。さまざまな関わり方を試み、保護者の支援を行ってきたのです。これを見ても、自閉症スペクトラムの特徴を消去することがいかに困難か、おわかりいただけると思います。

早期支援を行うときに重要なのは、

このように、自閉症スペクトラムの特徴を消去することが、現在の技術ではきわめて難しいという見通しを、親をはじめとする周囲の人たちが早くから知っておくことです。そして、自閉症スペクトラムは「治療すべき〝病気〟」ではなく、「支援すべき少数派の〝種族〟」である、という認識を持っておくことが重要なのです。

しかし、先に私が批判的に述べた多くの〝治療法〟は、この最も重要な見通しを明確に伝えないまま、目の前の問題の改善を試みるのです。細かい目の前の問題の一つひとつは、それだけを見れば少しずつ改善します。したがって、親や周囲の人たちは、「このままこの治療を続けていけば、自閉症スペクトラムは治るのだ」という期待を持つのです。

それが、徐々に焦りを生みます。時間が経つにつれて、そうは言ってもすべての問題が解消するわけでもないことに、親も気づきます。しかし、いったん「治るかもしれない」と期待してしまった親たちは、この段階で焦りがピークに達し、子どもに無理な課題を設定してしまいます。期待が裏切られ始めるのに伴って、徐々に子どもに対して否定的な感情が生まれてくる親もいます。子ども自身も、このような状況が続くと自己評価を下げてしまいます。

これはまさに、二次的な問題の出現に直結します。実際、幼児期にこうした〝治療法〟に熱心に取り組んだのにもかかわらず、思春期近くになって二次的な問題で苦しむようになり、そこで初めて私たちが関わることになったという事例を、何例も経験しています。

こうした〝治療法〟で行われている技法のすべてがいけないわけではありません。私たちも、これらで用いられている技法を取り入れる場面はたくさんあります。問題は、子どもの将来について、親にどのような見通しを与えるかなのです。

「目の前のことに一歩ずつコツコツと取り組むだけです」というセリフに、日本人は誠実さを感じる傾向があります。しかし、自閉症スペクトラムの早期支援について言えば、このセリフは無責任であるばかりか、非人道的ですらあります。将来の見通しを示さずに目の前のことだけをやっていると、せっかく一生懸命に取り組んでいることが、二次的な問題発生への最短コースになりかねないのです。

たしかに、いまのところそんなに深刻に思えないような対人関係の特徴やこだわりが、将来も残ると言われても、親はピンとこない、あるいは否定したいという気持ちになるかもしれません。したがって、将来の見通しを伝えるにあたっては、少しずつ伝えたほうがよい場合もあります。でも、将来一番困るのは本人であることを考えると、見通しを全く伝えないということがあってはなりません。

幼児期から始める「自律スキル」と「ソーシャル・スキル」

私の経験では、自閉症スペクトラムの特徴が強く残る場合と、ほかの問題が併存する場合は、福祉的支援が必要です。自閉症の特徴を軽減することは、現在の支援技術で多少は可能としても限界がありますので、これらの人たちは、どうしても一定の割合で存在します。

併存する問題のうち、知的障害（知能検査でＩＱ75～90の境界知能の人たちも含む）を伴う場合も、同様に必ず福祉的支援を要します。知的障害以外の問題が併存する場合には、問題がさらに深刻となるために、福祉的支援のみならず、医療も含めた多領域からの密な支援が必要となります。

知的障害以外の併存しやすい問題、特に不登校やいじめ被害などの二次的な問題は、早期から支援を開始することによって予防できます。あるいは、万が一それらの問題が生じても、深刻化を防ぐことが可能です。

早期支援にあたって、親に将来の見通しを伝える際に重要なことは、「自閉症スペクトラムの症状を全否定する必要はない」という内容も含めて伝えることです。「非障害自閉症スペクトラム」という考え方は、このときに役に立ちます。特徴が残っても、社会生活の中でうまく活用できる部分もあることを伝える必要があります。

それから、症状が残ることよりも、二次的な問題の発生を予防することのほうが重要であることを、しっかりと伝える必要があります。症状の消失や知能を伸ばすことに関心が傾きがちな親でも、いじめ被害や不登校の予防という視点を共有することは可能です。

自閉症スペクトラムの人たちが社会参加するときのカギとなるのは、自律スキルとソーシャル・スキルです。自閉症スペクトラムの特徴や知的障害の程度によって、個々の人がこれらをどの程度身につけられるかには、個人差があります。でも、それぞれの人が可能な限りの自律スキルとソーシャル・スキルを身につけることは、二次的な問題の発生予防にも直結します。これらのスキルこそが、一刻も早い時期から教え始める価値のあることなのです。

「合意」を教えよう

自律スキルとソーシャル・スキルを適切に身につけることは、自閉症スペクトラムの人たちにとって難しい課題です。

自閉症スペクトラムの子どもたちの多くは、他者の視点への配慮が難しいため、まずソーシャル・スキルの問題に注目されることが多いようです。たとえば、「言うことを聞かない」と思われがちで、これをなんとか修正しようとして、親や先生たちは指示や命令に従わせる練習を試みることが多いと思います。

強く命令して、違反すると厳しく罰するということを繰り返し行っていると、自閉症スペクトラムの子どもたちの一部は、指示や命令に従うようになります。しかし、今度は逆に、自分の意志を完全に押し殺して命令に従うことにこだわるため、どんどんストレスをため込むようになります。思春期頃になると、ため込むことの限界がきて、そこから情緒的に不安定となることが多いのが、このような支援の顚末《てんまつ》です。

一方、何事も自分で判断して行動するということを教えたい場合、「ご自由にどうぞ」と、何でもいったんは子どもに許可するというやり方を取る人もいます。このやり方にも問題があります。

自閉症スペクトラムの子どもたちは、曖昧なことや一貫性のない事態に対して、著しく不安を覚えます。「ご自由にどうぞ」と言われて、何かをやろうとしたときに、徹底して最後まで自分の思い通りにさせてもらえるのならよいのですが、途中までは自由にさせてもらっても、どこかの時点で、「そろそろやめよう」「いくら自由といっても、ここから先は無理」などと、後から必ず言われることになります。そこでとても混乱してしまいます。

自律スキルとソーシャル・スキルを両立させながら身につけさせていくために必要なことは、**「合意」**の習慣です。

「合意」とは、誰かの提案に他者が同意することです。「提案」は指示や命令ではありません。また、「同意」は服従ではありません。提案するためには自律的判断が必要です。一方、他者の提案に対して同意することは、その提案が自分にとって納得できるものであるかどうかの判断と、他者と自分の意見の照合が要求されます。つまり、合意が成立するためには、自律スキルとソーシャル・スキルの両方が必要なのです。

できるだけ早い時期から、合意によって行動を決定する習慣を身につけていくことが重要です。

「構造化」は合意のはじまり

「構造化」という言葉があります。物事に一定の秩序を持たせるために、その秩序がわかりやすくなるような枠組みを示すことです。臨床心理学や精神医学では、一定の目的に向けて対人関係の調整を行う必要がある場合に、そのような対人関係が参加者にとってわかりやすくなるような枠組みを示すことを「構造化」と言います。たとえば、「構造化面接」というのは、質問する内容や順序に一定のルールを作り、それに沿って面接を行うことです。

私たちは、社会生活をスムーズに進めるために、さまざまな場面で構造化を行っています。たとえば、道路の信号機は、交通の流れを構造化しています。遊園地のアトラクションなどで、「ここに並んでください」という看板を置いて、待っている客に整列してもらうのも、構造化のひとつです。何かの会合を行うときに、ただ「皆さん来てください」と言うだけでは、会合は開けません。時間と場所を決め、それを参加者に通知します。このような枠組み設定も構造化です。

対人場面でも、構造化は必要です。そして、それは「合意」形成にとって不可欠な要素なのです。誰かと会うときに、事前に連絡を取って、会いたい旨を伝え、時間と場所を約束する、というのは、まさに合意するための構造化です。

自閉症スペクトラムの人たちに対しては、一般の人たちに比べて構造化に工夫が必要です。曖昧な状況が苦手であることや、目に入ったものに衝動的に強く注意を向けてしまうことなどから、一般の人たちよりも情報の提示を丁寧に行わなければ、ピンとこないのです。そこで、視覚的な情報提示に重点を置いた構造化が重要となります。

1970年代以降、自閉症の人たちに対する視覚的な情報提示のやり方について、多くの研究が積み重ねられてきました。通常の子どもに対してであれば口頭（＝聴覚情報）で行うような説明や注意を、自閉症の子どもたちに対しては、実物、写真、絵、文字など（＝視覚情報）をふんだんに用いて行うのです。

たとえば、「これから外でサッカーをするので、着替えて運動場に行ってください」という伝達は、幼稚園や保育園でも口頭で行われるのが通常です。このような場面で、自閉症の子どもたちに対しては、体操服、運動場、サッカーを示す実物、写真、絵、文字などを用いて視覚的に提示します。

このような構造化の手法の必要性を説明する際に、多くの専門家は「子どもたちにとって理解しやすくするため」と言うことが多いようです。そのことに全く異論はありませんが、それだけでは説明が不十分だと、私は考えています。私はこの構造化が、「合意」を教える最初のステップだと思うのです。

情報を提示されたときに、子どもたちが行動を取るのは、理解するだけではなく、「合意」するからです。そこのところを誤解した親や支援者が構造化の手法を用いると、次のような感想を述べます。

「絵を使ってみたけれど、子どもはちっとも言うことを聞きません」

このように、大人がやらせたいことを子どもにさせるために、つまり、命令の道具として視覚的情報を用いるのは、間違いです。視覚的情報は、あくまで子どもに注目と理解を促すためのものです。注目し、理解した上で、嫌だと思ったら子どもは断ります。よく理解できたからこそ、自分の判断で断ることができているのです。

構造化の手法を用いることの目的は、合意形成の習慣を身につけることだというのが、私の意見です。まだ他者とのコミュニケーションが難しい時期の子どもに対して、構造化の手法を用いる際の最も重要なポイントは、「先に大人から情報を提示すること」です。子どもが先に「やりたい」と要求したときに、大人がそれを制止すると、パニックを誘発しやすくなります。

大人から提示するときのポイントは、特に構造化の手法を練習するはじめの時期には、「いま、このタイミングでこの内容を提示したら、子どもがやる気になるだろう」と予測できるものを中心に据えて提示するということです。もし、子どもが嫌がったら、それ以上は無理強いしない。合意が目的なのですから、提示して子どもがやる気になったらやる。やる気にならなかったらやめておきます。

子どもの側から見ると、「この人の提示する情報は、やる気になれることが多い」ということは案外よく覚えています。そこに、独特の信頼関係が徐々に形成されます。

Xさんが提示すると意欲的にやるが、Yさんが何かを提示しようとしてもすぐ逃げてしまう、といったことが起きるとすると、「Xさんはいい提案をしてくれる人、Yさんは嫌な提案ばかりする人」といったことを、子どもが見抜くようになるからです。

小さい時期から、自分にとって有意義な活動を提案してくれる支援者がたくさんいる状況で育っている人のほうが、人に対する信頼関係ができやすいし、達成感を持ちやすいのではないかと思います。

思春期までに身につけておきたいこと

子どもの個性は、一人ひとり異なります。すぐに身につくこと、なかなか身につかないことも、人によって違います。でも、すべての子どもに、個性の違いを超えて、思春期までに身につけさせたいことがあります。それは、何かの能力ではありません。自律スキルとソーシャル・スキルを大事にする価値観と、これらを向上させていくことへの意欲です。

自閉症スペクトラムの人たちにとって、人生のカギを握るのは思春期、と述べました。思春期にこれらの価値観と意欲を持てている人たちは、自信と向上心を持って社会参加していくことができます。そのためには、思春期より前に何をやっておけばよいでしょうか?

自律スキルについては、年齢が上がるとともに、自分で物事を構造化することを少しずつ練習していきます。個々の理解力やコミュニケーションの力に応じて、自分のやることの計画を立て、予定表を作るなどの視覚化を練習していきます。ただし、本人の能力や興味を超えて複雑なことをさせようとすると、意欲が低下してしまいます。ちょっとひと工夫するだけで、それまで一人でできなかったことができるようになる、という体験を少しずつ増やしていけるのが理想的です。

「何か努力をして、その努力が報われた」と思えている人は、自己評価が上がり、意欲的になれます。すると、いろんな新しいことにさらに取り組んでみようという気持ちや、好きなことを心から楽しめる気持ちが持てます。一方、頑張った割に報われたという感覚や達成感を持てずに育ってきた人は、自己評価が下がります。いつもオドオドして、何をやるときでも、自分から率先してはできません。

ソーシャル・スキルでは、いわゆる「ホウレンソウ（報告・連絡・相談）」を少しずつ教えていきます。人は、何でも自分一人だけでやるわけではありません。自分の行動を他人に把握しておいてもらうという習慣を身につけておく必要があります。

たとえば、会社員が出張で外泊するとき、普通は、「○月△日は出張で外泊する」と家族に伝えておきます。いくら一人で外泊する能力があっても、家族に無断で外泊したのでは、行方不明者と同じです。自分の行動を必要な人に把握してもらうために、報告や連絡をする。これが社会性です。

だから、「一人でできる」ことだけが目標ではなく、「人に報告ができる」、何かあったときに「人に相談ができる」ということが大事なのです。そういう習慣が身につくためには、「何かを人と一緒にやって、よい結果に終わった」という体験をする必要があります。

これを学びそこなうと、「人と一緒に何かをする」ということに関心がなくなり、問題が起こったときにすぐにあきらめてしまう。孤立して問題を自分で抱え込む。さらには、被害関係念慮が生じて、他人のせいにしたりする人もいます。

このような状態になってしまうと、周りが手を差しのべようとしても、人への不信感があるため、そのような支援も断るので、本当に解決が難しくなります。人を介して学べた経験があると、人と何かを一緒にやろうという意欲が生まれ、それがソーシャル・スキルにつながります。

人を介して学ぶことは、たとえば、幼児期のトイレット・トレーニングでも行うとよいでしょう。はじめは親がトイレに誘って、一緒に行って上手くできたらほめる。少しコミュニケーションが上達して、トイレに行きたい何らかのサインを出したら、親が「あっ、トイレだね」と気づいて、一緒に行って、無事終わる。こうして、人と一緒にやるということを学ぶのです。

ここでも、構造化の手法が役に立ちます。幼児期には、何かをするときに、段取りを視覚的に提示する際、最初か最後に、必ず特定の人に報告するという手順を含めて示すのです。連絡も、情報を伝えるべき相手の写真を見せたり、名前を書いて示したりして、視覚的に明示するとよいでしょう。

やってはならない苦手克服のための過度な特訓

皆さんが、通常は子育てに欠かせないと思っていることの中にも、苦手の特訓につながることがあるので、注意が必要です。

(1)無理に挨拶をさせること

本人がまだ挨拶をすることの重要さが理解できていない段階で、無理に挨拶をさせても、定着しません。自閉症スペクトラムの子どもたちは、小学生くらいまでは、朝礼などで改まって号令をかけられたときなどに挨拶ができていれば上出来です。普段の何気ない場面で出会っても、挨拶はできないことのほうが多いです。

このようなときに、「まずは挨拶を」というのは、自閉症スペクトラムの子どもたちにはちょっと要求水準が高すぎます。挨拶ぬきでいきなり各論的な話や遊びに入っていって構わないのです。

⑵言葉かけをたくさんすること

幼児期、コミュニケーションが苦手な子どもの親たちに対して、「言葉かけをいっぱいしてください」と指導する人たちがいます。これも、苦手克服のための過度な特訓につながります。自閉症スペクトラムの子どもたちにとって、言葉かけの量が増えれば増えるほど、大事な情報以外の不要な情報が増えてしまい、結局、何を言われているのかわからなくなってしまいます。

⑶教科学習の特訓

軽度の遅れから境界知能の子どもの多くは、小学校低学年から学業不振となります。ただし、とても顕著な不振というわけではありません。そこが落とし穴です。何とか勉強についていいかせようと、親が一生懸命に教科学習の特訓をする。その時間が大半を占めて、生活を楽しんだり、生活に必要なことを学んだりする時間が減るのです。

実は、自閉症スペクトラムの子どもは、長時間勉強をやってもあまり頭には入っていきません。そしてふと気づくと、自分の部屋の片付けひとつできない、買い物もできない、最低限の身の回りのこともできないという状態になってしまいます。また、勉強に多くの時間をかけてしまうと、得意なことを伸ばすこともできません。このような人は、自信を失いやすいのです。

ゲームについての考え方

一時期、ゲームが対人下手な子どもを作るということを、一部の医師たちが主張したことがありました。自閉症スペクトラムの子どもたちは対人交流が苦手ですが、ゲームのせいで自閉症スペクトラムになるわけではありません。ただし、多くの自閉症スペクトラムの子どもたちは、ゲームが大好きです。好きなことには没頭するという特性がありますので、気をつけていないと、1日中でもゲーム三昧となってしまうことがあります。

一方、親たちが子どもに苦手な勉強を頑張らせたいという気持ちが強いと、勉強するかわりにゲームをやることを許可するという取引きをすることがあります。このようなことは、絶対にやるべきではありません。ここでお伝えしたいことは、「バーチャル尽くしの生活に未来はない」ということです。

ゲーム好きで勉強嫌いの子は、親の命令で少しの勉強をしぶしぶやるかわりに、残りの時間は大好きなゲームに没頭するという生活になります。勉強は嫌いだから集中できず、1～2時間机の前で頑張らされる。終わったら、そこから先5～6時間はゲームに没頭する。気がつくと、学校から帰ってきたらずっとゲームをやって、ご飯を食べて、少し勉強して、またゲームをやって夜更かしする、という日常生活がパターン化します。

机上学習というのは、学年が上がれば上がるほど、現実生活から離れた内容になります。つまり、バーチャルになります。大人になったときに、xだのyだの、ピタゴラスの定理だのは、一部の人以外は絶対に使いませんよね。私たちが中学、高校ぐらいで勉強することの大半は、大人になったら全く使いません。その意味で、高等教育の勉強はバーチャルだと言えます。そして、もちろんゲームもバーチャルです。

つまり、「勉強かゲームか」という生活になった人は、現実生活からどんどん遊離していくのです。それに伴い、「現実世界を生きていく」という感覚も持てなくなってしまいます。

自閉症スペクトラムの人は、ゲームにはまりやすい。だからといって、いまの世の中でゲームを買い与えずにいるというわけにもいかない場合が多いので、どうしてもゲームをさせざるを得ない。でも、もしゲームを買うのであれば、勉強をやった報酬としてゲームをさせるという取引きは、絶対にしてはいけません。

ゲーム以外の趣味をなるべく複数持つようにすることは、とても重要です。できれば外に出かける趣味があるとよいでしょう。そうでないと、現実生活を生きている感じがしなくなるのです。別にスポーツをやる必要はありません。散歩でもいいし、買い物でもいいのです。

「ゲーム以外に趣味を見つけようと思ったら、勉強させる時間がなくなってしまう」とご心配かもしれません。もし、「ゲーム」「ゲーム以外の趣味」「勉強」という3つのうち、どれか1つを捨てなければならないとしたら、どれを捨てるべきかを考えてみてください。ゲームは好き、勉強は大嫌いというお子さんの場合、申し訳ないですが、勉強はもう捨ててください。勉強にかける時間を、むしろ、ほかの趣味にあてるのです。

「そんな馬鹿な！　それでは成績がどうなるのか？」と心配ですよね。でも、長い人生にとって本当に大事なのは、学校の勉強ではありません。子どもがその後の人生を豊かに過ごすために本当に必要なことは、ほかにあるのです。

3．思春期以降の支援

支援つき試行錯誤

思春期より前は、保護的な環境を与え、社会の荒波にもまれなくていいと述べました。思春期以降は、少し違います。少し周りが見えるようになってからは、本人がやろうと思ったことを積極的にやらせて、失敗が起こることも覚悟の上で、試行錯誤をさせてみるのがいいのです。ここが大きく違います。

「支援つき雇用」という言葉があるので、それにならって **「支援つき試行錯誤」** という言葉を作ってみました。生きている感覚を得るには、自分で試行錯誤するということが必要なのです。ただ、試行錯誤をしている本人を支える体制を作っておかなければなりません。自分なりに人生を頑張ってやっているぞと思いながらも、やはり良き協力者や理解者が必要になってくるのです。

失敗する可能性があっても、やらせてみるのが試行錯誤です。たとえば、進路選択で、本人の学力ではとても無理と思えるような高校や大学を「受けてみたい」と言う人は結構います。あるいは、大人たちから見ると将来の生活設計に不安があるような進路を希望する人もいます。たとえば、「漫画家になりたいから、漫画の専門学校に行きたい」というような場合です。

一般的に、小さいときは荒波にもませようと思って、一生懸命厳しく育てるけれども、だんだん難しいということがわかってくると、高校ぐらいから無理をさせなくなり、過保護になる親御さんが多い。でも、本当はその逆がよいのです。小さいときは過保護にして無理をさせず、高校生ぐらいになったら、自分で無謀なことを言い出しても黙ってトライさせてみる。失敗を恐れない。

ただし、これができるのは、二次的な問題が出ていない人に限ります。二次的な問題が出てきた人は、頑張ろうという意欲がなくなっている場合が多いので、自分から試行錯誤しようとするまでに、しばらくかかります。幸い、二次的な問題があまり起きずに、「自分はこれを頑張ってみよう」という目標を持った人は、どんなに無謀に思えることでも、ぜひ頑張ってもらいたいのです。

たしかに、頑張っても失敗するかもしれません。試行錯誤がうまくできているかどうかは、失敗したときにわかるのです。うまく試行錯誤ができている人は、「自分で納得して試したのだから、しかたがない。また別の目標を立てればいい。もう一度誰かに相談して考え直そう」と割り切れます。もちろん、失敗した直後は大パニックですけれども、パニックから立ち直るのが早いのです。

一方、試行錯誤のさせ方を間違えると、「失敗してしまった。○○先生に叱られてしまう」「失敗して親に怒られてしまう。どうしよう」などとパニックになったり、「あいつが『やれ』と言ったからやったのに……。俺が失敗したのはあいつのせいだ」などと人のせいにしてしまって、希望をなくしてしまうのです。人に相談をしたのに、かえって失敗したと思ってしまうのですから、「頼れるのは自分だけ」といった考えを持つようになり、人の意見を余計聞かなくなってしまいます。

これは、自分でやろうと思って試行錯誤しているか、人に強く勧められてしぶしぶやったという気持ちが残っているかの違いです。自分でやろうと思って失敗した場合は立ち直れるので、多少、無謀な目標でも大丈夫です。しかし、親が「こうしたほうがいい」と言って、本人の気持ちとは別の方針を取り、万が一失敗すると、後で恨まれます。

気をつけておきたいのは、何かを選ぶときに、「お母さんはこれがいいと思うのだけれども、あなたはどう?」と言って、「いいよ」と言わせてしまうことです。本人は一応「いいよ」とは言ったけれども、しばらくやってみて、やはりこれはきついと思って「しんどいからやめたい」と言ったときに、「あなたが自分で『やる』と言ったのだから、もっと頑張りなさい」と言う。このパターンは結構多いのです。

これは、本人が自分の意志でやったこととは言えません。もし本人が「やりたい」と言ったからやり始めたとしても、少しやってみて、やはり無理だと本人が思ったときには、潔く撤退すべきです。大事なのは、自分で納得がいくということです。

思春期以降の親の役割は「黒子」

試行錯誤ですから、やりっ放しはよくありません。思春期以降の親は、あたかも黒子のように、脇から本人の試行錯誤を支えることが重要です。

たとえば、学校選びでは、情報を集めて、みんなで相談して、見学して、方針を決定するという手順を踏むわけです。このうち情報を集める段階では、親御さんの出番が多くなります。自閉症スペクトラムの人たちは、基本的に興味の範囲が狭いので、情報が多過ぎても決められません。

学校を選ぶときは、親が先生と相談しながら候補を絞っておくべきです。2、3校まで絞った上で、本人に提示して、見学に行って、本人が「ここがよさそうだ」と言ったところを選ぶ、というやり方を取るのがよいでしょう。

また、試行錯誤をするときは、定期的に方針を見直す必要があります。方針の候補は必ず2つ以上考えておきます。うまくいかなかったときには、別のやり方をいつでも提示できるようにしておくのです。

もうひとつ大事なことは、本人がSOSを出したときのサインに敏感になっておくことです。「頑張るぞ！」と思って頑張ってみても、やはりきついと思ったときに、素直に「きついからやめたい」と言える人と、言えない人がいるのです。むしろ、言えない人のほうが多いでしょう。その場合、「最近イライラしている」「朝起きるのが遅くなってきた」「学校に行くことをしぶっている」などをサインとして感知して、「ひょっとして、何か嫌なことがあるの？」などと聞いてみる必要があります。

試行錯誤は、あくまで失敗はあり得るという前提でやるべきなので、たとえ失敗しても、絶対に本人を責めないことが重要です。また、失敗して本人がとても落ち込んでいるときに、親は「泣くことはない」「そんなことは大したことないよ」などと、どちらかというと励ますつもりで言うことが多いものです。でも子どもは、親にそんなふうに言われるとカチンときて、逆のことを考えるのです。「こんなに大変なことなのに、親は『大したことない』と言った」などと思ってしまう可能性があります。

このことに関して、ある親御さんが見事な対応をされていました。子どもが失敗したときに、「なんてかわいそう」「本当にそれはつらいよね」などと、本人以上に親御さんが嘆き悲しんでみせたのです。そうすると、お子さんのほうがむしろ「お母さん、もう大丈夫だからいいよ」と言って立ち直ったのです。小さいときは、「人の気持ちがわからない」などと言われる自閉症スペクトラムの人でも、同情や共感をされると、そういう気持ちを受け入れることができるのだと、私は思いました。

子どもが混乱したり、パニックになったりしているときに、「しっかりしなさい」という対応ではなくて、「かわいそうだね」「こんなふうに思っているんだよね」などと共感してあげると、子どもが自分で立ち直る。その辺は、普通の人の相談と近い部分も意外にあるのだと思います。

そして、思春期の間にこのような体験を積んでいると、良き相談相手を求める姿勢が成人期までに形成されます。これは、成人期以降の生活を安定させるために不可欠な要素です。

目標を持ち、自信のある明るい性格を目指そう

思春期の自閉症スペクトラムの人たちが、後悔せずに人生を歩もうと思うためには、やはり、目標を持てていることが重要です。目標が定まっている人、自分の力で選択や判断をしていると思えている人、難関や挫折を自分の力で克服できたと思えている人。思春期以降の失敗は、失敗の後に立ち直ってうまく解決すると自信になるのです。

自閉症スペクトラムの人がうまく成長すると、「○○博士」「職人気質」「個性的だけど、なぜか憎めない」などと言われるようなキャラクターに育ちます。「自閉」という言葉はネクラな感じがしますが、自閉症スペクトラムの人は、うまく育っているとだいたい明るい性格です。

人の気持ちを読むのが苦手、空気を読むのが苦手ということに対してすら、「自分は空気を読むことが苦手だけれど、そんなことは大したことではないと思っている」と言う人がいます。空気なんか読めなくても、人生やっていけるという自信があるのです。これは大事なことだと思います。

また、何かトラブルが生じて激しいパニックを起こしていたのに、問題を克服したとたんケロッとしている人がいます。あれだけ大混乱していたのに、「俺は壁にぶち当たっても強いほうです」などと涼しい顔で言ったりします。これが、二次的な問題を防ぐことのできた自閉症スペクトラムの人たちの、本来の心性なのではないかと思います。あれだけ泣き叫んだくせに、よく「強い」などと言えるなと思うこともありますが（笑）。このような能天気さが、二次的な問題を予防できたかどうかの指標です。

進路選択の目安

少し厳しい話ですが、自閉症スペクトラムの人の進路選択の目安について考えてみます。

人には能力差があることは、否定しようのない事実です。したがって、学校にせよ職業選択にせよ、進路を考える際には、各自が自分の得意なところを活かし、苦手なことがあまり目立たずにすむような方向を考えていきます。全般的な知的障害がある人の場合には、通常の就労が難しくなる場合がありますので、必要に応じて、特別支援教育や障害者雇用などの道を選択することになります。

自閉症スペクトラムの人たちは、その人の知的水準から期待される進路を想定すると、残念ながら不適応を生じる確率が高まります。その人の知的水準よりも1ランク下の知的水準の進路を想定すると、順調に社会参加できる場合が多いように思います。

第3章で紹介したEさんは、たぶん学力的には大学に行けたと思いますが、高校を卒業してすぐに就労することを自分で選びました。結果的に、彼は「高卒としては仕事ができる人」という評価を受けたのです。しかし、もし大学を出ていたら、「大学を出ているくせに、こんなこともできない」という評価を受けていたかもしれません。

さらに二次的な問題を併発していると、知的水準から期待されるよりも2ランク下の水準でもつらくなるときがあります。二次的な問題がある人の場合、就労を考えること自体が難しいことも多いのです。就労を考える前に、どうやって二次的な問題を改善させるかということで、数年はかかります。それがある程度落ち着いてきたところで、ようやく就労を考えようかということになります。

その場合も、就労支援センターに行って職業評価を受けると、「高学歴の割には作業能力がありません」という結果になる場合が多い。そうすると、本人がもともと希望していたよりも、かなりランクが下がった就労プランが提示されることになります。

本人はショックを受けるので、「考えさせてください」と言って、しばらくは躊躇《ちゅうちょ》する。でも、やはりやってみようという気持ちになって、それから就労支援を受けて、結局、福祉的就労に就く。そこまでに何年もかかります。

「IQ100だと標準」「IQ80なら境界」など、最近は親もある程度の知識がります。でも、「境界知能だからこの辺だろう」「知能が高いからこれぐらいの仕事に就けるだろう」と親が思っているよりも、少し低めのところを想定したほうが無難です。

いま、高等教育の課題のひとつに、境界知能で自閉症スペクトラムの人たちにとって、適切な高等教育の場がないという問題があります。IQで言うと75〜90あたりの人です。多くの地方自治体で、この人たちは知的障害の手帳が取れないのです。そうすると、「知的障害ではないから大丈夫」という理屈になり、「知的障害向けの教育の対象ではありませんから、特別支援学校ではなく、普通の高校に行ってください」ということになるのです。

昔は中卒で就職をするという道がありました。境界知能の人たちの多くは、中学ともなるともう勉強は嫌になってしまっているので、中学校を出たら就職をする。親も勉強が苦手な子を無理に上の学校にやらずに、就職をさせていたのです。もし、高校に行ったとしても、行き詰まれば中退して就労することが可能でした。

でも、いまは「せめて高校ぐらいは卒業してください」という企業が多いので、境界知能の人たちが勉強がどんなに苦手で嫌いでも、高校ぐらいは出ておかなければという話になっています。ところが、行ける高校がなかなか見つからないのです。

自閉症スペクトラム以外の境界知能の人の場合、勉強は苦手でも友だちに会いに行くという理由で学校に行き、先生たちも手助けしながらどうにか卒業させてくれます。でも、自閉症スペクトラムの人の場合は、勉強も理解できず、かといって友だちもほとんどいないため、学校がつらくなり、行けなくなってしまいます。

このような理由もあって、知的水準より1ランク下の進路を考えるのがよいのです。境界知能で自閉症スペクトラムの人の場合、軽度知的障害の人向けの進路設定が目安です。すなわち、特別支援教育を受け、障害者就労支援サービスを利用して就労を目指すのが、最も理想的です。

特別支援学校は、身体障害、聴覚障害、視覚障害、知的障害のある子どものためのものなどが用意されていますが、知的障害を伴わない発達障害の子どものためには用意されていません。精神障害の手帳は取得できますが、精神障害の手帳を持つ子ども向けの特別支援学校はないのです。

神奈川県など一部の自治体では、自閉症やアスペルガー症候群の人に対しては、境界知能でも知的障害の手帳が取れるようになっています。知的障害の手帳が取得できれば、知的障害の特別支援学校に行けます。これは、自閉症スペクトラムの子どもたちへの高等教育として、わが国で保障できるものの中で、最も画期的なものかもしれません。

これらの地域に住む境界知能の自閉症スペクトラムの人は、たとえば、中学まで特別支援学級に在籍し、高等部から特別支援学校に通い、就労に向けた教育を受けて、就労しています。趣味も持って、ライフ－ワーク・バランスのよい充実した生活を送っています。

逆に、境界知能の自閉症スペクトラムの人で、知的障害の手帳が取得できない人というのが、現在のところ、学ぶ権利と福祉を受給する権利を最も保障されていない人たちです。この人たちへの特別支援教育と福祉サービスの充実は、きわめて差し迫った課題だと思います。すべての自治体で、境界知能の自閉症スペクトラムの人たちが、知的障害の手帳を取得できるようになることが望まれます。

高等教育

知的障害のない自閉症スペクトラムの人たちの中には、高校以降の高等教育になると、いったん問題が落ち着く場合があります。高校に入ると、選択科目制で、苦手な教科よりも得意な教科を選択できる割合が増えるなど、中学校までに比べて学校でやることが限定されてきます。

中学校までは義務教育で、特別に私立受験でもしなければ選択肢がありませんが、高校は、どこに入学するかの選択が広がります。校風も自分に合ったところを探せるため、友人関係でも気が合う友だちが何人かできる場合が多い。勉強が得意な人や、趣味の領域で能力を発揮する人などの場合、この時期こそが、最も自分の得意な領域が活かされる時期であることすらあります。

それまでいろいろな苦労をして、ようやく安定してきたこの時期、親の多くは少しホッとします。しかし、そこから先にさらなる苦労が待ち受けている場合もあり、この時期は、嵐の前の静けさに過ぎないことがあります。

親の中には、「よい学校に入ったら、よい就職ができるはず。よい就職ができたら、幸せな生活が送れるはず」と期待する人がいます。でも、残念ながらそれは幻想かもしれません。偏差値の高い有名大学でも、就職できない自閉症スペクトラムの学生がたくさんいます。大学の学生相談室の精神科医が、いま一番頭を抱えている問題のひとつが、発達障害のある大学生であり、その大半は自閉症スペクトラムの問題です。

自閉症スペクトラムの学生が理数系の学部に多いことは、なんとなく想像がつくと思います。数学科だったら変わり者の天才博士などが多いから、研究でやっていけるのではないかと親は思うかもしれません。でも、世の中はそんなに甘くありません。

いまの大学の先生が一番やらなければいけない仕事は、いろいろなところから研究費を取ってくることなのです。研究費を獲得するためには、自分の研究を出資者にアピールしなければなりません。さらに、学生の教育も大学の先生の重要な仕事のひとつです。つまり、大学の先生もコミュニケーション能力を求められており、一人で研究に没頭していればいいというわけにいかないのです。

何百年もの間、誰も解けなかった難問を解いた天才数学者のような場合であれば、変わり者でも、周りがカバーしてくれるかもしれません。しかし、そこまですごい人というのは、自閉症スペクトラムの人の中でもごく稀にしかいないのです。

よい学校に入ると、逆に、「あの人は大学まで出ているのに、こんなこともできないの？」などと思われてしまいます。特に経営学部の卒業生などは、将来経営者になるための品格を備えているかどうかということを見られます。「あの人は経営学部を出ているのに、人の接待もできないのか」などと言われてしまうわけです。

自分が大学でどんな学問を修めて、どんな就職をするかを考えるだけでなく、「この大学（学部）を出た人は、社会の中ではこんなタイプの人と見なされる」ということも考えておく必要があります。

大学を出ていると、「大卒に、こんな単純労働はさせられない」と見なされて、本来だったら軽作業が向いているようなタイプの人でも、そういう仕事には就かせてもらえないことがあります。逆に、「大卒なんだから、もっと頑張ってくれよ」などと言われて、強いプレッシャーを受けることになります。

教育形態や出身校は、その後の人生を決定するものとは、必ずしも言えません。もっと大事なことは、ほかにあるかもしれない。だから、どこの学校を出るかということを形だけで考えるのではなくて、その人にとって適切な環境かどうか、その先の就労を踏まえて見通しが持てるような進路なのだろうかということを、日頃からきちんと考えておく必要があるのです。

就労をめぐる問題

成人期も、「支援つき試行錯誤」という基本的な考え方は同じです。ただし、親も高齢化してくるため、支援する人が、必ずしも親というわけにはいかなくなるかもしれません。また、学校と会社との特性の違いから、学生時代までとは異なる配慮が必要な部分が出てきます。

学校と会社とは、全く性質の異なる環境です。そこで行われる事業や活動の利用者が誰か、という視点で考えると、学校の利用者は学生であるのに対して、会社の利用者は顧客です。言い換えると、学校は学生のために仕事をして収入を得るのに対して、会社は顧客のために仕事をして収入を得る。学生は学校にとって顧客ですが、社員は会社にとって顧客ではありません。

特別な配慮の必要な人に対して、その配慮をすること自体が仕事である学校と、配慮をしたからといって収益に結びつく保障がない会社とでは、その人に対する支援の考え方が異なるのは当然です。その人を雇用することによって、会社にどのような経済的メリットがあるのか、ということを、会社はシビアに考えます。メリットがない従業員を雇うことによって、会社が存続の危機に陥ることだってあり得るのです。自由主義経済とは、そういうものです。

自由競争がエスカレートすると、さまざまな格差が広がることは、よく指摘されます。格差が広がったとき、真っ先に被害を受けるのが、社会的マイノリティです。コミュニケーションや人のネットワークを重視する昨今の風潮の中で、対人関係の調整が苦手な自閉症スペクトラムの人たちは、不利な状況に置かれやすくなっています。

二次的な問題を何とか予防できて成人期に達したとしても、スムーズに就労できるという保障はありません。そこのところは、ある程度の覚悟をせざるを得ないでしょう。場合によっては、就労の検討をする段階にきて、障害者手帳の取得や、障害者枠での雇用を選択肢に入れる必要が生じてくることもあるかもしれません。とは言え、それでもなお、二次的にうつや身体症状などが出現して就労どころではない状態となるよりは、選択肢はあるのです。

成人期の支援つき試行錯誤では、親以外の支援者をどこに求めるのかによって、支援の具体的な方法が違ってきます。運よく職場の上司や同僚の中に相談相手や助言者が得られる場合、手帳取得や福祉サービスの利用は不要です。しかし、就労や日常生活に関する相談相手を身近に得られにくい場合は、福祉の相談支援者を求める必要があります。

自身の自閉症スペクトラムの特徴とどのようにつきあっていくかの相談や、二次的な問題に関するカウンセリング、あるいは、薬物療法が必要になる場合は、精神科クリニックを受診するほうがよいこともあります。

大事なことは、自分で試行錯誤しようという意欲が保たれているかどうか、そして、困ったときに自分に助言してくれる良き支援者を身近に置こうと、本人が思っているかどうかです。この姿勢を身につけずに成人に達した自閉症スペクトラムの人は、ついつい狭いものの見方になってしまい、失敗しても人に相談できずに、問題を一人で抱え込んでしまいます。逆に、この姿勢を身につけていれば、親のいない環境で何か問題が生じても、こじらせずに対応できます。

社会に出てから気づかれる人たち

近年では、就労、結婚、出産、子育てなど、ある程度の社会生活を経たところで、初めて相談の場に訪れる自閉症スペクトラムの人たちが、珍しくなくなりました。このような人たちが現に存在することからも、自閉症スペクトラムが決して稀ではないということがわかります。読者の皆さんも、職場の同僚や親せき、友人の中に、自閉症スペクトラムの特徴をある程度感じる人を知っていると思います。

第3章でご紹介したEさんのような人は、それこそ、どこの職場にも10人に1人くらいはいるのではないでしょうか。素直で真面目で、ちょっとオタク趣味があって、パソコンが得意で皆から重宝されている人。大人しくて目立たないけれど、自分に与えられた仕事はコツコツと着実にこなす人。会話はちょっと上滑りでかみ合わないけれど、どこか憎めない人。

あるいは、自分の配偶者もそうではないかと、だんだん思えてきた読者の方も少なくないのではないでしょうか。食卓でテレビについ夢中になってしまい、妻の話に上の空の夫。キッチンのどこに何を置くかにこだわり、ほかの家族が違う場所に置くと不機嫌になる主婦。そんな人たちが、非障害自閉症スペクトラムである可能性があります。

非障害自閉症スペクトラムの人たちは、周囲の人たちにちょっと理解があれば、とても充実した職業生活や家庭生活を送ることができます。基本的には平和と安定を好み、素直で真面目な人たちです。

ただ、融通が利かず、自分のこだわりや予測と異なる事態が突然起こると、狼狽《ろうばい》したり不機嫌になったりします。そうしたマイナス面があることに、どうしても嫌悪感を覚える人たちもいます。そのような人たちとは、残念ながら相性がよろしくありません。

表計算ソフトの操作が得意で皆から重宝される人でも、突然の電話に対する応対で、失礼な発言をしてしまうことがあります。そうした苦手な部分だけを細かく注意され続けると、ストレスがたまってしまいます。はじめは恋愛関係になって結婚したのに、しばらく結婚生活を続けているうちに、相手がこうしたマイナス面を嫌でたまらなくなり、離婚を申し出るというケースもあります。

社会に出てから、職場や家庭で、身近な人に自閉症スペクトラムの特徴を発見した場合、それだけで、その人を特別視することはしないでいただきたいと思います。そのような人は、少数派かもしれませんが、決して稀で特別な存在ではないからです。その自閉症スペクトラムの人たちの多くが、特別視の対象ではなく、個性的なキャラクターの善良な市民として生活していける可能性を十分に備えているのです。

ただ、もし周囲の人がその人の個性とどうしても相容れない、我慢ができないと感じる場合、周囲の人にも自分を守る権利はあります。その人の特徴の中で、周囲の人が困る部分については、一度は指摘をしてみてください。ただし、感情的にならずに、できる限り冷静に話していただく必要があります。

繰り返しになりますが、自閉症スペクトラムの人が、社会人として生活していくために必要なものは、自律スキルとソーシャル・スキルです。

自律スキル、すなわち、自分のことをある程度わかっていることは重要です。しかし、自分の苦手なところも含めて、すべての面で客観的に自分をわかっている人など、いないものです。そこで、他者から指摘や助言を受けたときに、その言葉に耳を傾ける姿勢があるかどうかで、その後の経過が大きく異なってくるのです。

もし、自閉症スペクトラムと思われる人が身近にいて、その人が他者の意見や助言を聞くことのできる人であれば、どこかで折り合いがつくかどうか、話し合いを試みてみることをお勧めします。

でも、自閉症スペクトラムと思われる人で、なおかつ他者の意見をなかなか聞こうとしない場合、相性の悪い人同士がいつまでも同じ場を共有することは、お互いに苦痛ですから、職場ならば配置換え、夫婦ならば離婚を考えることも、致し方ないかもしれません。

4．併存する問題や二次的な問題への対応

併存する問題への対応

私たちが自閉症スペクトラムの人たちを診るとき、併存する精神的・神経的な問題がある場合は、原則として、それらの問題にも対処します。

てんかんのように、対処方法が薬物療法中心の場合は、特記することはありません。しかし、カウンセリングや教育的手法が対処の中心になる場合には、自閉症スペクトラム特有の思考や感情の特徴に留意していく必要があります。

たとえば、ＡＤＨＤの不注意症状を併せ持つ自閉症スペクトラムの人では、興味のないことには全く集中できない、片づけられない、計画を立てて実行するまでの根気が続かない、などの問題が見られます。衝動性の強い人の場合は、何かに取り組んで

いるのに、衝動的に別のことがどうしてもやりたくなってしまう、逆に、時間がきても本来やるべきことに気持ちを切り替えることができない、などの問題が見られます。

通常のＡＤＨＤの人であれば、全般的に注意散漫、あるいは衝動的なのですが、自閉症スペクトラム障害と併存している場合には、ところどころで強い執着も見せるため、周囲の人たちとペースを合わせるのが難しくなります。

このような場合、限られた対象であれば短時間過集中するという特徴を活かすことと、興味のないことに対して注意散漫になることを、ある程度大目に見る、ということの組み合わせで対応していきます。

前に述べた「コツコツよりも一発勝負」の考え方を、より徹底して行うのです。たとえば、片づけであれば、すぐに取り出したいものだけは必ず特定の場所に片づけるが、それ以外は、大きな入れ物にごちゃまぜに入れておいて、紛失さえしなければＯＫと考えるのです。むしろ、自律スキルとソーシャル・スキルの考え方でいけば、苦手な片づけを誰かに手伝ってもらうための依頼をするスキルなどを身につけたほうが、実際的です。

二次的な問題への対応

自閉症スペクトラムの支援で最も重要なことは、二次的な問題を定着させないこと、悪化させないことです。予防ができることが理想的ですが、完全に防ぎきれるわけでもありません。とにかく、「もしかすると二次的な問題かもしれない」と思ったら、すぐに対応してください。消防と同じで、初期対応が大事になります。

二次的な問題の一部は、生活環境と本人の特性とのミスマッチで起こります。学校であれば、本人の興味が持てる活動が学校の中に見出せない、本人への要求が高すぎるために登校しぶりが生じる場合などが、これに当たります。

このような場合は、そこに参加することの意義を本人が見出し、参加する意欲が高まるよう、活動内容を工夫する必要があります。学校側と親とがよく相談して、そのような工夫を協力して行うことが重要です。

思春期前後に最も重要となるのが、いじめ被害への対応です。いじめ被害は、自閉症スペクトラムの人に深刻な影響を及ぼします。それだけでなく、たまたま喧嘩したのを「いじめられた」と解釈して、後になってフラッシュバックを生じる人もいるように、一般の人よりもいじめに対して過度に敏感な人もいます。持続的で陰湿ないじめに遭うと、確実に「心的外傷後ストレス障害（ＰＴＳＤ）」症状が残ります。

やっかいなことに、自閉症スペクトラムの人たちはコミュニケーションが苦手なので、時に、このような重要な問題に限って、大人に相談しないのです。だからこそ、思春期より前から親に相談する習慣をつけておきたいのです。でも、相談する習慣がついていても、なお、いじめを相談できない人が多いと思っておいてください。

もし、自閉症スペクトラムの子どもがいじめに遭っていることを大人が察知したときは、全力で子どもを守ってください。よく、「子ども同士の問題に大人が介入するのは甘いのではないか」と思う親がいるのですが、とんでもありません。ただし、守り方はケース・バイ・ケースです。最もしっかりと行うやり方を以下に示します。

多くの場合は、学校のクラス、あるいは部活の人間関係の中でいじめが起こっていますので、親と学校の担当教師が密に連絡を取り合いながら、いじめている相手を特定し、相手の親に連絡を取り、当事者、親、教師が揃った形で話し合いを持つのです。

いじめた相手からは、いじめた理由や、そもそもいじめと認識していたかどうかを確認し、認識していなかった場合にはいじめであることを指摘して、反省を促します。

そして、相手の生徒とその親から本人にしっかりと謝罪させます。重要なことは、その子が大人からしっかりと守られていることを、いじめた相手に印象づけることです。それが再発予防につながります。

ただし、いじめられている本人から、そこまで大ごとにしたくないという希望が出る場合があります。いくら大人が守ると約束しても、将来のことを予測するのは苦手なので、仕返しされるかもしれないという不安があるからです。

そのような場合には、本人と相談して、対策を立てるところで協力するとよいでしょう。この場合も、大人から次々と案を出すと、本人が混乱するかもしれないので、自分で案を出すのを、聞き役になりながら、ところどころで、考えを整理する手伝いをするというスタンスで臨むべきです。

このようなやり方の場合、すぐにいじめはなくならないかもしれませんが、大人は自分の協力者であり、相談相手になってもらえる、ということを学ぶことはできます。

もし、二次的な問題が定着してしまったら、とにかく精神保健のケアを最優先させます。

二次障害が生じてしまっている人たちの支援が難しい最大の要因は、彼らが目標を持てなくなっているということです。自信の持てない環境で育ってきた人は、自分の将来の希望を全く語ることができません。「生きていてもしかたがない」という感覚が強くなってしまうのです。そうなってしまった場合は、何か課題設定をして練習する、進路相談をする、などは二の次です。

どのような問題であれ、二次的な問題は一筋縄ではいきません。うつ、不安、適応障害、身体症状、パニックなど、感情のコントロールが難しい場合には、薬物療法も積極的に選択していきます。したがって、二次的な問題が生じた場合は、なるべく早く精神科の受診を検討すべきです。

精神科では、まずは症状としてのうつ、不安などに対する対症療法を行います。それと同時に、二次的な問題の誘因や背景を探るため、生育歴や生活環境に関する情報収集を行い、可能な限りその要因を特定します。薬物療法などである程度の改善が得られたとしても、生活環境とのミスマッチが持続しているうちは、完全にはよくなりません。

薬物療法は必要ですが、期待し過ぎないことも大事です。期待し過ぎると、予想と異なる結果になったときに、自閉症スペクトラムの人の場合は、医師を信用しなくなる可能性があります。薬物療法だけでは限界もあることを、あらかじめ伝えておいたほうが無難でしょう。その上で、時間はかかるけれども、根気強くカウンセリングを続けながら、生活や就労に関する支援を受ける心構えを形成していく必要があります。

5．社会参加のための枠組みづくり

自閉症スペクトラムの人たちは、人口の10％いるとは言え、社会の中では少数派です。多数派の人たちにとって生活しやすい社会環境も、自閉症スペクトラムの人たちにとっては、必ずしも生活しやすいとは限りません。ここに、自閉症スペクトラムの人たちの「生きづらさ」の要因の、少なくとも一端があると言えます。

インクルージョン

人種、性別、障害の有無など、あらゆる個人差を超えて、すべての人たちが同じ社会で生活する環境づくりを目指すことを、**「インクルージョン」**と言います。たとえば、障害のある子どもも、ほかの子供たちと同じ教室で一緒に授業に参加することを**「インクルージョン教育」**と言います。障害があろうがなかろうが、すべての人が平等に参加できる社会を作ろうという理念です。

これは、全くその通りなのですが、よく誤解されるのですが、「平等な参加なのだから、みんな一緒に同じことをしなければいけない」と思いがちです。特に日本人は往々にして、皆で同じことをすることを美徳と考えがちです。これは、インクルージョンとは違います。

たとえば、車椅子の子どもが皆と同じ授業を受けることと、知的障害の子どもが皆と同じ授業を受けることを、比較して考えてみましょう。

車椅子の子どもを皆と同じ授業に参加させる、というとき、皆と同じ体育の授業に参加させることは考えないと思います。つまり、車椅子であるため、体育は皆と別のカリキュラムにするとしても、国語や算数の学力に問題がなければ、それらの授業を一緒に受けることは保障すべき、というふうに考えます。

では、知的障害の子どもに皆と同じ授業を受けさせるときは、どのように考えるでしょうか？　車椅子の子どもの場合と同じような考え方を取るのであれば、知的障害があっても運動能力に問題がなければ、体育は皆と一緒に受けるべきです。一方、国語や算数を皆と一緒に受けさせるのは、車椅子の子どもに体育の授業で「皆と一緒に走れ」と言っているのと同じことになります。これは、子どもにとって反教育的です。

ところが、車椅子の場合には、「体育も同じ授業を受けさせろ」と言う人はいないのに、なぜか、知的障害の場合には、「国語や算数も同じ授業を受けさせろ」と主張する人たちが出てきます。これは、子どもの学ぶ権利と心の健康を守る権利の両面から見て、人権侵害以外の何物でもありません。

インクルージョンの理念を説いた「サラマンカ宣言（特別ニーズ教育に関するサラマンカ宣言および行動のための枠組み）」（ユネスコ、１９９４年）の中には、「インクルーシヴな学校は子どもの多様なニーズを認識し、それぞれに異なる学習スタイルや速度に合わせたり、教育課程の適切な編成などを通してすべての子どもに質の高い教育を保証する」という趣旨のことが書いてあります。つまり、皆が一緒に参加するためにこそ、一人ひとりの個人に対する特別な配慮が必要だということです。

皆と同じ教室で勉強する権利を保障するのは重要。でも、そのためには、一斉授業ではなくて、同じ場に参加するための、その子向けのカリキュラムを個別に作る必要があります。体育の時間、車椅子の子どもは、皆と同じ場にいながらも個別の運動メニューが用意されます。国語や算数の時間、知的障害の子どもは、皆と同じ場にいながらも、個別の学習課題が用意される。これが、インクルージョン教育です。

自閉症スペクトラムの子どもたちのインクルージョン教育とは?

さらに話が難しくなるのが、自閉症スペクトラムの人たちの教育です。たとえば、教科学習の問題はないけれども、友だちづきあいがうまくできない人がいます。このような子どもの親は、「少しでも多くの人に触れる機会を持つと、よい刺激を受けて、友だちができるのではないか」と考えることがあります。

これは大きな間違いです。たくさんの同世代の子どもたちの中に、何の配慮もされずに入れられて育った自閉症スペクトラムの人たちの多くは、「自分は異星人だ」「ここは自分の住む世界ではない」と思ってしまい、疎外感を持つのです。

これは日本だけの現象ではありません。リタ・ジョーダン(Rita Jordan)という、自閉症の教育学で有名なイギリス人の先生の言葉を引用すると、「一般の子どもと同じ場に参加したからといって、自閉症の子どもたちが自動的にほかの子と良好な相互関係を結ぶわけではない」のです。一般のクラスの中で生活させることも大事ですが、きちんと計画的に大人が関わり、間に入ってあげながら参加させないと、かなり高い確率でいじめられるか、もしくは、仲間はずれに遭い、無視されます。

多くの生徒が嫌な思いをせずに授業に参加できるのは、多数派がおおむね興味を持てるようにカリキュラムが作られているからです。よく学校の先生が、「ほかの子もみんな我慢しているのだから、あなたもこれくらいは我慢しなさい」と言います。こんな自虐的な言葉はないと思うのです。自ら「自分の授業がつまらない」と言っているのですから。

実際には、それほどつまらないわけではないはずです。多くの子どもたちは、それなりに楽しいと思っているから座って聞いているし、参加しようという気持ちになっているのです。自閉症スペクトラムの子どもが興味を持てない授業に我慢して参加させられるのとは、全然違うのです。

インクルージョンを目指すならば、少数派の人にとって学びやすい環境を作るべきです。理想は、その人たちを主たる対象として設定されたカリキュラムを提供することです。電車とアイドルが大好きで、それ以外にはほとんど関心のない自閉症スペクトラムの子どもがいるクラスでは、1時間目が電車の種類を学ぶ時間で、2時間目がアイドルの歴史を学ぶ時間といった授業を毎日やってくれれば、申し分ありません。

決してふざけているわけではありません。

ただ、それだと、自閉症スペクトラムでないほかの子どもたちが今度は耐えられなくなります。少数の子どものために、ほかの子どもが耐えられない授業をやるとき、「○○くんも我慢しているのだから、皆もこれくらいは我慢しなさい」と言うのは、先生にも勇気がいるでしょう。40人クラスで1、2人が耐えられずに離席するのも困るけれど、38、39人が離席するよりはまし、と先生は内心思っているのかもしれません。でも、それは不公平な話です。これは、本当は少数派差別の問題なのです。

現在のわが国の教育制度の中で、一人の子どものニーズを100％かなえることは、現実的ではありません。それでも、ある程度の配慮をすることは可能だと思います。皆と同じ場所で自閉症スペクトラムの人が生活するためには、そこでその人が充実した時間を過ごせるような、特別なお膳立てをしなければいけないのです。

「このクラスは、自分のためのクラスだ」と心底思えるほどまでに配慮するのは難しいかもしれません。けれども、大人からのネグレクトやクラスメートからのいじめからは守ってもらいたい。それから、少数派の人が学ぶ権利を、ある程度保障してもらいたい。そのためには、少数派の人たちが参加しやすくなるような授業の工夫をする用意を、学校側がしておく必要があります。

学校教育の構造的問題

平成19年（2007年）より実施されている特別支援教育におけるトピックのひとつに、「個別指導計画」の導入がありました。これは、個別の教育ニーズを把握し、一人ひとりの子どもに個別の支援計画を事前に立てることを主旨としています。個別指導計画の導入がことさらに強調されたということは、わが国の学校教育が、元来の構造上は、個別のニーズに対応していないことの裏返しです。

医療では、個別のニーズに対応するのは基本中の基本です。まず診断と評価を行い、次いで治療法を選択します。治療法は、ある程度パッケージ化されることもありますが、原則として完全に個別化されています。

一方、わが国の学校教育では、「学習指導要領」という標準化されたカリキュラムが用意されており、各学習課題について、その内容と教える時期が決められています。授業を開始する前に子どもの学力を評価することは、原則としてありません。教師は定められたカリキュラムを一斉指導によって進めるだけです。

評価は、指導後に初めて学力テストという形で行われます。ここでの評価結果は子どもの努力の結果と見なされ、テストの成績が悪くても「できなかったところはしっかり復習しなさい」と子どもの奮起を促すだけです。個々の子どもの学力の特徴によってカリキュラム側をアレンジすることは、通常はありません。このように、いまのわが国の学校教育では、原則として多様性を認めていないのです。

「学習指導要領に沿った一斉指導」は、わが国の学校教育の根幹をなす価値観であり、多くの教師にとって、この価値観を書き換えることは相当な努力を要します。そのような通常の学校教育における価値観に変更を加えないままで、特別支援教育が導入された結果、教師たちは、「決められたカリキュラムを一斉指導で教える」という価値観と、「個別ニーズに応じて個別指導計画を立て、カリキュラムを改変する」という特別支援教育の価値観とのはざまに立たされることになりました。

このような、「あちらを立てればこちらが立たず」の関係にある2つの価値観の間で揺れることを、「両価性」と言います。いま、特別支援教育をめぐって、わが国の教育制度は両価構造ができていると言えます。

特別支援教育を担う現場の教師の中には、このような両価構造を克服し、生徒の個別のニーズに沿ってカリキュラムを巧みにアレンジしながら授業を進めている人たちが数多く存在することも事実です。

しかし、特別支援教育を専攻していない教師が、職場のローテーションで特別支援教育に配置されるケースも少なくありません。それまで一斉指導の価値観のみを培ってきた教師が、特別支援教育に配置された途端に、全く正反対の価値観に基づく職務に携わらなければならなくなる。その戸惑いは相当なものでしょう。

実を言うと、「両価性」とは、オイゲン・ブロイラー（Eugen Bleuler）というスイスの精神医学者が提案した、「統合失調症」という精神疾患の基本症状のひとつなのです。この言葉を敢えて用いたのは、いまのような構造上の矛盾を抱えたままの教育制度が続けられると、真面目に頑張っている先生ほど、心を病んでしまう恐れがあるということを言いたかったからです。

自閉症スペクトラムだけでも10％、それ以外の発達障害などを含めるともっとたくさんの、配慮を要する生徒が存在すると考えられる現在、特別支援教育のあり方のみを考える時代は終わったのではないでしょうか。わが国の学校教育は、学習指導要領とその運用のあり方から、根本的に見直すべき時期に差しかかっていると言えます。

障害への配慮は3通りある

障害のある子どもに対する学校教育の配慮のしかたは、3通りあります。

1つめは、障害の存在に対して何の配慮もせず、通常のカリキュラムを進めるというやり方です。これを**「無配慮」**と呼ぶことにします。たとえば、心臓病の子どもが算数の授業を受ける際の配慮は、これです。

2つめは、障害へのケアを優先して、通常よりも課題の負荷（難度、強度、量など）を下げて教育を行うものです。これを**「低負荷型配慮」**と呼ぶことにします。心臓病で運動制限が必要な子どもに対して、体育の授業では、このタイプの配慮をします。知的障害の子どもに対する特別支援教育の考え方も、基本的には低負荷型配慮です。

3つめは、障害に対する治療的行為そのものを、学校教育のカリキュラムに組み込んでしまうというやり方です。これを**「特異的治療型配慮」**と呼ぶことにします。視覚障害の子どもに点字を教える場合や、聴覚障害の子どもに手話を教える場合などが、これに当たります。

では、自閉症スペクトラムに対して、学校教育では、どのような配慮が可能でしょうか？

自閉症スペクトラムの子どもたちは、一斉授業の中でしばしば苦痛を感じます。一般の子どもたちが一斉授業を問題なく受けることができるのは、授業内容にある程度の興味を持てることと、「同じことでも一人でやるより皆で一緒にやるほうが楽しい」という価値観を持っているからです。

ところが、自閉症スペクトラムの子どもたちは興味が偏っているため、ほかの子どもたちの多くが興味を持つことでも、興味を持てないことがしばしばあります。さらに、「同じことでも一人でやるより皆で一緒にやるほうが楽しい」という価値観を、自閉症スペクトラムの子どもたちの多くは先天的には持っていません。

通常の一斉授業では、教師が主として口頭による一斉指示を出すことが多いです。多くの子どもたちにとっては何ということのない、この口頭の一斉指示が、自閉症スペクトラムの子どもたちにとっては、きわめて理解困難なものです。自閉症スペクトラムの子どもたちの多くは、視覚による情報入力に強い指向性がある分、聴覚による情報入力のみではピンとこないのです。

また、授業のところどころでは、特定の生徒に対して指示や質問がなされますが、自閉症スペクトラムの子どもは、人の発した言葉にベクトルがあること、つまり、その言葉を発した人と向けられた相手があることに対する気づきと理解に困難がありま す。したがって、教師の発した言葉のうち、どれが一斉指示で、どれが特定の個人に向けられたものかを、直感的に判別することが難しいのです。

さらに、自閉症スペクトラムの子どもたちにとって、もっと悩みが深刻になるのは、多くの子どもたちにとって最も楽しいはずの、休み時間や課外活動などの他児との交流の時間です。

子どもたちの視点から見ると、学校は教科を勉強する場であるとともに、あるいはそれ以上に、友だちとの交流を深める場です。しかし、子どもたち同士の交流を深めることは、学校教育では勉強のついでに派生的、付随的に生じるものと見なされています。交友関係の作り方や維持のしかたなどを授業で教えることは、通常はまずありません。むしろ、教師のいない休み時間などの時間帯に、遊びなどを通じて「自然に」身につけるべきものと考えられています。

でも、自閉症スペクトラムの子どもたちにとって、「自然に」友だちを作り、友情の維持のしかたを身につけることは、きわめて困難なことです。

このような自閉症スペクトラムの子どもたちに対して、必要な配慮は何でしょうか？「無配慮」だと、自閉症スペクトラムの子どもが興味を持てない内容のカリキュラムを、ピンとこない一斉指示で淡々と進めることになります。「低負荷型配慮」では、カリキュラムの内容と指示の方法を、自閉症スペクトラムの子どもにも理解しやすく、かつ興味が持てるように改変することを、教師が試みることになります。「特異的治療型配慮」では、交友関係の作り方、維持のしかたを授業の形で丁寧に教えていく、などが考えられます。

子ども本人の精神保健の視点から考えると、「無配慮」は自閉症スペクトラムの子どもにとってきわめて危険です。授業の内容がよく理解できない状態、あるいは集中の限界を超えた状態で長時間その場にいなければならず、しかもコミュニケーションが苦手であるために、うまくSOSのサインが出せないままに何年も経過してしまうからです。これは、一種のネグレクトです。

「低負荷型配慮」によって、このような危険は回避できます。近年の特別支援教育では、低負荷型配慮が必要であることまでは、コンセンサスができてきていると思います。でも、私の印象では、「特異的治療型配慮」については、その必要性を感じている教師は多いものの、通常学級の場のみでは、実践が困難であるように思われます。特別支援学校、特別支援学級、通級指導教室などで、障害のある子どもを一般の子どもとは別の場に集めて行われる教育形態の存在意義は、ここにあるはずです。

職場でのインクルージョン

ＩＴ化やグローバル化が進む現代社会では、人の手を労働力とする必要のない領域がどんどん出てきています。会社も、コスト削減を進めないと自らの存続に関わります。したがって、仕事の効率化のための経費削減の一環として、労働力のカットが各方面で行われやすい状況です。

このようなとき、苦手な領域のある人は、真っ先に削減の候補に挙げられるのです。なんとかその流れから落ちこぼれないように頑張る人たちも多いのですが、そのような人たちの中から、心の健康を損ねる人たちが出てきてしまうのも事実です。自閉症スペクトラムの人たちも、このような社会情勢の中で、二次的に心の健康を損ねやすいのです。

しかし、よく考えてみてください。経済成長は何のために必要なのでしょうか？

会社が収益をあげるためには、人々が消費しなければなりません。成長ばかりを近視眼的に追い求めると、流れから脱落し、心の健康を損ねて、障害者として福祉的支援を要する人が増える。結果として、福祉的予算が必要となり、さらに消費する人も減るので、会社の収益も下がる。このような悪循環もあるのです。

少しでも多くの人が、心の健康を損ねることなく働き、稼いだお金で消費する。それによって会社が収益をあげる。このようなよい経済の循環を生じさせるためには、社会全体の意識改革が必要です。それは、「適材適所」と「多様な働き方の受容」です。その前提として、「競争」ではなく「お互いさま」の価値観が求められます。

人には、誰にでも得意なことと苦手なことがあるものです。すべての面でパーフェクトな人など、滅多にいるものではありません。社会は、各構成員の得意・不得意の凸凹がうまくかみ合って成り立っているのです。自分の好きなこと、得意なことを保障してもらって、充実した生活を送るためには、自分が好きでないことや苦手なことを誰かに委ねる必要があります。それが、お互いさまの精神です。

競争社会では、つい人間関係に優劣をつけようという価値観を持ってしまいます。でも、すべての人が同じ1本の線上で優劣を競うだけでは、社会は成り立ちません。

ある程度の自由競争は、人の向上心を刺激し、意欲を促しますが、自由競争が行き過ぎると、健全な人間関係を破壊してしまうのです。

自閉症スペクトラムの人たちは、少数派です。社会はどうしても多数派にとって便利なように作られますので、少数派の人たちがぴったりフィットする社会環境になりきれないところがあるのは、しかたのないことかもしれません。でも、お互いさまの価値観を持てる社会集団では、自閉症スペクトラムの人の長所を活かし、短所を否定せずにすむ社会的役割を用意できる可能性が広がります。それが、適材適所です。

たとえば、多くの人が嫌がるような機械的なデータの入力作業などを、全く厭うことなくテキパキとこなすことができる。でも、人から話しかけられると、当惑して、どう答えればよいかわからない。そのような人に対して、黙々とデータを入力する役割が与えられないかどうかを検討してみるのです。

残念ながら、自閉症スペクトラムの人たちが得意とする仕事は、現代の会社の中にそれほど多くは用意できません。したがって、いくら適材適所とはいっても、ほかの人たちと全く同じ条件で雇用されることが難しい場合が多いかもしれません。

したがって、もしも運悪く、なかなか自分の得意なことを生かせる仕事が見つけられない場合は、多様な働き方を模索していくことが必要となります。その際、場合によって、障害者手帳があったほうが仕事が見つかりやすいようであれば、取得を考えてもいいでしょう。

少数派の人たちが多数派向けに作られた社会構造の中で生活する場合、多少なりとも保護が必要な場合が出てくるのは、しかたがありません。無理をして我慢するよりも、利用できる福祉制度は自然体で利用すべきです。

本人も周囲も気づかないまま、運よく順調な成長を遂げ、真面目で信頼のおける人物として、有意義な職業生活を送っている非障害自閉症スペクトラムの人たちも、おそらく、たくさんいることでしょう。私自身も含め、私の周囲にも、そのような人は大勢います。

一方で、子どもの頃から福祉や特別支援教育の支援を受け、知的障害や精神障害の障害者手帳を取得して、障害者枠で雇用されている人も、最近では増えています。障害者雇用の制度には、まだまだ改善すべきところがあると思われますが、それでも、必要に応じて、利用できるところはどんどん利用されることをお勧めします。

自閉症スペクトラムの人たちの活動拠点づくり

自閉症スペクトラムの人たちは、少数派とはいっても、ある程度の数はいます。同じ特性、同じ悩みを持っている人たちは、仲間になれる可能性を秘めています。

かつて、障害のある人たちは隔離されていました。コロニーなどと称して、都市部から離れたところに施設を作って住まわされたりしていたのです。隔離することはいけないことです。でも、隔離はよくないから、障害の有無を問わずみんなで一緒に生活しましょうというと、今度は、障害のある人が大勢の中に一人ぽつんと置かれる状況が生じます。これはこれで、障害のある人にとっては、逆に疎外感を覚える危険があります。

社会のあり方を考えると、同じ興味、同じ悩みを持った仲間が、比較的身近にいることが大事なのではないかと思います。もっと言えば、そのような仲間のいる小さな社会が、もっと大きないろいろな人たちのいる社会の中に含み込まれており、隔離されていない、そんな構造の社会であることが重要だと思います。

私は少し前に、**「ネスティング」**という言葉を作りました。「ネスト＝nest」というのは、英語で「動物の巣」という意味です。そしてもうひとつ、「入れ子」という意味もあります。

人の社会は、大きなコミュニティの中に、小さなコミュニティが入れ子のように含み込まれたような状態で存在しています。たとえば、会社、地域の趣味のサークル、近所づきあい、学校の同窓会など、私たちは複数のコミュニティに属していて、それらはすべて、より大きな社会の中に埋め込まれているのです。

自閉症スペクトラムの人たちに関しても、彼らの仲間づきあいのコミュニティがあって、ほかのコミュニティと同様に、それが大きな社会の中に入れ込まれた状態で生活ができるということが大事です。集団化して排他的に扱うという隔離の発想では決してありません。少数派の彼らが自分の活動拠点を持つことによって、一般の社会の中でもうまくやっていけるための意欲が高まるのではないかと思うのです。

では、そのような活動拠点は、どうやって作っていけばよいのでしょうか?

私の経験で言うと、拠点づくりはなるべく低年齢から始めるほうが、うまくいくことが多いようです。このとき、子どもの活動拠点を作る前に、まずは親が仲間づくりをしていくと、活動拠点が継続できる可能性が高まります。同じ相談機関に通っている自閉症スペクトラムの子どもの親同士などの仲間関係が長く続いていると、子どもたちにも仲間意識が芽生えてくることが少なからずあるようです。

横浜の外来で私がずっと診ている方が「高校に入った」と報告に来られました。私が、「その高校には知り合いがいるの？」と訊ねると、「P君とQ君が同じクラスです」と、幼児期に通園施設で同じクラスだった友だちの名前を挙げたのです。通園施設を卒業した後も、10年以上ずっとつきあいが続き、いまでも休みの日には一緒に遊んだりしているそうです。

もちろん、小さいときにそういう仲間づくりの機会がなかったとしても、大きくなってからでも十分可能です。そのとき、趣味など、何か介在するものが必要です。私は、「ネスト・ジャパン」というNPO法人の運営に関わっているのですが、これは、そういう仲間づくりの場を少しでも増やせれば、という目的を持っています。たとえば、鉄道好きの人たちを集めて、「鉄友会」というサークルを作って、定例会を開き、ときどき鉄道旅行に出かける、などの余暇活動支援を行っています。

活動拠点づくりで、もうひとつ大事なことがあります。活動拠点は、なるべく複数作っておくことです。これは、不登校やひきこもりの対策という意味でも重要です。不登校は、原因が学校側の問題である場合もあるので、必ずしも予防しきれるとは限りません。しかし、ひきこもりは予防したいところです。

　複数の活動拠点を持っている人は、もし、どこかの場所でうまくいかなくなっても、別の場所で楽しく過ごせているということがエネルギー源になって、なんとか乗り切れる場合が多いのです。ところが、自分の所属場所が1つしかないと、そこでうまくいかなくなったときに、行き場がなくなります。それが、ひきこもりにつながってしまうのです。

　いまの学校の体制では、特別支援教育を受けている人は、複数の活動拠点を持てていることが多い。たとえば、特別支援学級や通級指導教室などに行っている人は、普通学級と特別支援教育の場という2つの活動場所を持つことができます。

　問題は、普通級だけに通っている人です。学校でうまくいかなくなったときに、簡単に不登校になるだけでなく、ほかに行き場がないために、ひきこもりに移行しやすいのです。

　学校以外に習いごとや趣味のサークルなどに通うのも、活動拠点づくりの一環になり得ます。注意点としては、習いごとをするのであれば、好きなこと、得意なことをどんどんやるためであることを忘れないでください。間違っても、苦手克服のための習いごとにならないようにしてください。

周囲の人たちの接し方

自閉症スペクトラムの人たちは、共通の思考様式、共通の感じ方をする少数派の種族です。少数派が自分たちのハンディを克服するには、多数派の思考様式や感じ方を学ぶことができるとよいのですが、残念ながら、自閉症スペクトラムの人たちには、それが難しいのです。

自閉症スペクトラムの人たちの社会参加を促すためには、身近な人たちが自閉症スペクトラム特有の思考や感情の様式を学ばなければなりません。ここでは、そのための原則的な留意点を説明します。

(1) 先に本人の言い分を聞く

自閉症スペクトラムの人たちの行動には、必ず独自のパターンや法則があります。それを理解する必要があります。常識とは違うパターンや法則であっても、一貫していて、本人が大事に思っていることであれば、傾聴すべきです。

自閉症スペクトラムの人たちが信用するのは、意見を聞いて理解しようとする人、信用しないのは、決めつけて人の話を聞かない人です。

(2)命令でなく提案する

意見が異なる場合には、本人が十分に自分の意見を述べた後に、こちらの意見を述べて構いません。ただし、こちらの意見を押しつけたり、説得にかかったりしてはいけません。本人の意見とこちらの意見とを並べて対比させるところまでです。つまり、命令でなく提案です。そこから先、合意形成できるかどうかは、本人次第です。

(3)言行一致を心がける

自閉症スペクトラムの人たちは、論理的に筋が通っている人を信用します。言っていることとやっていることとが矛盾する人は、信用されません。そのため、なるべく例外を作らないようにします。「今回だけ……」などと温情をかけることや、相手の好意に甘えようとする態度は、自閉症スペクトラムの人たちの信用を低下させます。

(4)感情的にならない

安心できるなごやかな感情はよいのですが、それ以外の感情を示されると、自閉症スペクトラムの人たちは混乱しやすくなります。大事なメッセージを伝えたいときは、絶対に感情的にならないよう気をつけてください。

(5)情報を視覚呈示する

百聞は一見に如かず。自閉症スペクトラムの人たちは、口頭で説明されただけでは心底は納得しません。一般の人なら直感的にわかるようなことでも、できるだけ、実物や絵、文字などの視覚的情報で明示するように努めてください。

(6)目に見えにくいものを言語で構造化する

自閉症スペクトラムの人たちは、自分の感情を分析するのが苦手です。悲しいときに、「何か悲しいことがあったの?」と聞かれて初めて、「ああ、自分はいま悲しいんだな」と気がつくことさえあります。

また、何かの活動に際して、あらかじめその場のルールを伝えておくと、その心構えを持って臨むことができます。メッセージを伝えるときには、なるべく曖昧にならないようにしてください。「あとでね」ではなく、「10分後にまた来てください」のように、具体的なデータがあるほうが安心するのです。

(7)こだわりはうまく利用する

「こだわり保存の法則」を知っているとわかることですが、こだわりの有無が問題なのではなく、何にこだわっているかが問題です。日常活動や趣味の中にこだわりの対象が埋め込まれるよう留意します。気になるこだわりがあっても、危険でなければ、放っておけばそのうち飽きることがあります。

ただし、危険なこだわりは、１００％回避する必要があります。

第5章　自分が自閉症スペクトラムかもしれないと思ったら……

ここまで読んでこられた読者の方には、自閉症スペクトラムの人のだいたいの特徴はつかんでいただけたものと思います。と同時に、そうした特徴のいくつかが自分にもあてはまると感じて、「もしかしたら、自分も自閉症スペクトラムかもしれない」と心配になっている方もいるかもしれません。

そこで、最後となるこの章では、「自分が自閉症スペクトラムかもしれないと思ったら、どうすればいいのか?」について触れてみます。

しておくべきこと

もし、自分が自閉症スペクトラムかもしれないと思ったら、何かしておくべきことはあるでしょうか?

自閉症スペクトラムの中でも、非障害自閉症スペクトラムの方は、いま現在、特に困っていることがないのであれば、これまで通りの生活を続けてかまいません。しかし、狭義の自閉症スペクトラム障害、あるいは併存群も含めた広義の自閉症スペクトラム障害の方は、医療機関や福祉の相談機関で支援を受けることをお勧めします。

＊＊＊

以下の質問①、②について、「はい」「いいえ」で答えてみてください。ご自分で答えるだけでなく、ご家族（親、兄弟姉妹、配偶者など）や、あなたが社会人なら職場の上司や同僚など、身近な周りの人にも答えてもらってください。

周りの人に答えてもらう場合、①については、あなた（○○さん）のことを回答者から見てどう思うか、②については、あなた（○○さん）のことで回答者が困っているかどうかを答えてもらってください。

① ○○さんは「臨機応変な対人関係が苦手で、自分の関心、やり方、ペースの維持を最優先させたいという本能的志向が強い」という特徴があると思う

② いま、仕事かプライベートで、○○さんに関して困っていることがあり、その要因として①が関係している

回答者全員が①と②の両方に「いいえ」と答えた場合、自閉症スペクトラムの可能性は低く、何もする必要はありません。

回答者の誰かが①に「はい」と答えた場合、あなたは自閉症スペクトラムである可能性があります。この場合、②について回答者全員が「いいえ」と答えていれば、仕事や生活に支障はないので、非障害自閉症スペクトラムと考えてよいでしょう。

誰かが①について「はい」と答え、かつ、②についても誰かが「はい」と答えた場合、あなたは自閉症スペクトラム障害かもしれません。

自閉症スペクトラム障害の場合

先の質問で、自分では①も②も「いいえ」なのに、家庭や職場で一緒に生活している人が①と②の両方に「はい」と回答した場合、あなたはショックを受けるかもしれません。でも、その人が「はい」と答えたのは、あなたの仕事や家庭生活をより改善することが、あなたのためにも役に立つと思ったからです。

答えにくい質問に勇気を持って答えてくれた職場の人や家族に感謝しつつ、その人がどこを問題と考えているのかを聞いてみてください。このとき、決して感情的にならないよう気をつけてください。あなたが冷静に話せば、相手も冷静に、かつ真摯に答えてくれるはずです。

何度も繰り返しますが、自閉症スペクトラムの人たちが社会参加していくためのカギとなるのは、自律スキルとソーシャル・スキルです。自分では問題ないと思っていたのに、周囲の人からは問題があると思われている人の場合、ソーシャル・スキルの補強が必要です。

自分ではうまくできていると思うことでも、ほかの人から見るとできていない場合があり、そのことが本人に伝わりにくい状態にある、という場合が多いのです。したがって、自分の行動について助言してくれる相談相手を確保する必要があります。

ここで、自分の身の回りの人で、相談相手となってくれるような人がいるかどうかを考えてみてください。できれば、職場、家庭、趣味の場など、異なる場面のそれぞれに相談できるキーパーソンがいるのが理想的です。

ただし、相手も人間ですから完璧ではありません。話していることが矛盾することや、自分の考えと違う意見を言われることもあります。また、あなたにも自分の考えはあるのですから、相談相手の言うことに100％従う必要はありません。大事なのは、自分ではできているつもりになっていることが、他者の目から見ても同じようにできていると映っているのかを確かめることです。

納得がいかない場合には、自分の考えを伝えてみて、相手の考えとどこが同じで、どこが違うのかを確認してみてください。このとき、決して感情的にならないように気をつけてください。もし感情的になっているようであれば、少し時間を空けてから、改めて話し合ってみるとよいでしょう。

身の回りの人の中に相談相手が見つけられない場合や、相談相手はいても、指摘されるとついカッとなってしまい、冷静に助言を聞くことができない場合には、精神科の医療機関や発達障害専門の相談機関に行って相談することをお勧めします。自閉症スペクトラム障害の診療や相談を行っている機関については、各自治体に設置されている**「発達障害者支援センター」**に問い合わせてみてください。

先ほどの質問に対して、自分の回答が①も②も「はい」の場合は、周りの人の回答のいかんによらず、精神科の医療機関と支援センターなどの相談機関の両方に、一度は行ってみてください。

精神科では、どんな問題で悩んでいるのか（主訴）を聞かれます。この段階で、いきなり「自閉症スペクトラムではないか」と質問しても、精神科医には問題が見えてきません。まず、具体的に困っている生活上の悩みを述べてください。その上で、自分が自閉症スペクトラムではないかと思うのであれば、そのことについて、医師の意見を訊ねてみてください。

自分では自閉症スペクトラムかもしれないと思っていても、悩んでいる問題がうつや不安に基づくものであれば、うつ病や不安障害など、ほかの診断名をつけられることが多いです。実際に、主たる問題がこれらの二次的な問題である場合も多いので、まずは、そちらの治療から始めてもかまいません。

ただし、二次的な問題に対する治療は、開始してしばらくの間は改善傾向にあっても、背景に自閉症スペクトラムの問題がある場合には、いずれはそちらへの対応をしないと、本質的な治療にはなりません。

現在のところ、自閉症スペクトラムに対する感度は、医師によって異なることがあります。もし医師の説明が納得のいくものでなければ、ほかの医師にセカンド・オピニオンを求めることもできます。セカンド・オピニオンは、いまの時代は当たり前のように行われていますので、現在の主治医に遠慮する必要はありません。淡々と希望を述べれば、必要なデータを用意して、紹介状を書いてくれるはずです。

非障害自閉症スペクトラムの場合

非障害自閉症スペクトラムの人は、自閉症スペクトラムの特徴がありながらも、自他ともに生活に困っていないわけですから、いまのところ、特に何かを変える必要はありません。

ただ、職場や生活環境の変化でストレスが強くなることは、今後の人生の中でもあり得ることです。そのようなストレスに伴って心身の状態に不調を感じるようであれば、注意が必要です。自閉症スペクトラムの人は、二次的な問題が生じると、反応性の精神障害のリスクが高まりますから、無理をし過ぎないようにしてください。

本書で何度も触れている自律スキルとソーシャル・スキルの考え方は、知っておくとよいでしょう。

自律スキルで大事なことは、自分の得意なことを仕事や趣味の中で存分に生かすことと、自分にできることの限界を知り、苦手なことにとらわれ過ぎないことです。ソーシャル・スキルで大事なことは、社会のルールを守り、筋の通った行動を取ることと、自分の手に余ることについては、頼れる相談相手を確保していくことです。

自閉症スペクトラムの人たちは往々にして、熱中し過ぎて度を超えてしまいます。

そうならないように、第三者の視点から助言をもらう習慣を持っておくと、大きな挫折を防ぐことができます。

自閉症スペクトラムであることは、いつも問題の種になるばかりではありません。自閉症スペクトラムの人たちが得意とするところを素直に活用し、苦手なところを自然体で誰かに相談しながら生活することができれば、むしろ魅力的な個性として、その特性を活かしていくことができるということを、忘れないようにしてください。

おわりに

いま、精神科医の関心を最も集めているテーマのひとつが、発達障害です。精神科関係の学会では必ず、成人の発達障害に関する講演やシンポジウムが開かれ、どれも満員です。私が編集委員を務める精神科の専門誌でも、成人の発達障害に関する特集号は販売部数が伸びるそうです。しかし、このような成人の発達障害ブームを、私たちは少し冷静な目で見ておく必要があるかもしれません。

精神科医が関心を寄せているのは、発達障害そのものというよりも、むしろ発達障害が見落とされたままで、不適切な環境に晒された人たちに生じる二次的な問題です。言い換えると、「発達」に関心があるのではなく、「トラウマ」とその治療に関心がある医師が多いように思えてなりません。

自閉症スペクトラムは、虫歯になりやすい体質に似たところがあります。虫歯になりやすい人は、そうでない人よりも日常の歯磨きを丁寧に行わなければなりません。歯磨きをサボり気味でいると、すぐに虫歯ができて進行してしまいます。でも、丁寧に磨きさえすれば、虫歯にならずにすみます。

虫歯になりやすい体質が疑われたとき、「虫歯になりやすいかどうかは、虫歯になってみないとわからない」などと言って歯磨きを敢えてせずに様子を見ていると、深刻な虫歯となってしまいます。そうなってから歯科医の治療を受けると、「こんなに大変な虫歯の人がいて、治療が大変だった」という歯科医の武勇伝になります。でも、いくら大変な虫歯を見事に治療しても、元の歯は戻ってきません。

自閉症スペクトラムの人の多くは、二次的な問題がなければ、ある程度の社会参加が可能です。でも、日常生活の中でのちょっとしたストレスで二次的な問題が生じやすく、いったん生じてしまうと、深刻なトラウマが残ってしまう恐れがあります。トラウマをできる限り予防するためには、日頃から、ストレスへの対応を丁寧に行っておく必要があるのです。

でも、ストレスへの対応は地味な作業です。それに比べると、「こんなに大変なトラウマの人がいて、治療が大変だった」という話は、精神科医にとって武勇伝になるのです。この場合、トラウマが生じないと医師の出番がなくなってしまうため、(おそらく無意識だとは思いますが)トラウマの予防に取り組むことには躊躇してしまう可能性があります。
穿《うが》った見方をすると、そのような医師たちが、「自閉症スペクトラムかどうかは、もっと問題がはっきり出てこないとわからない」と言って診断せずにいるのは、トラウマが出てこないと、自分の武勇伝に書き加えられないからではないか、とすら思えてきます。

そのような視点で世の中の動きを見ていただくと、誰が本当に自閉症スペクトラムの人たちの幸せな人生設計を考えようとしているのかがわかると思います。自閉症スペクトラムの人たちが、不要なトラウマを受けることなく成長できるための予防的配慮に真正面から取り組む専門家が、これからもっともっと必要なのです。

2011年4月、山梨県で児童青年精神科の医療と発達障害者支援センターの相談機能を併せた新しいセンターとして、「山梨県立こころの発達総合支援センター」が開設されました。私は約20年間働いた横浜を離れ、新しい場所で仕事を始めることになりました。

山梨に移るとき、私は、次のようなことを考えました。
発達障害の人たちへの支援は、発達障害のことだけを考えていてはダメだ。ある物事全体を見るには、それを取り巻く周辺部分も合わせて見ておかないと、全貌はわからない。発達障害で言うと、ひとつは、従来「グレーゾーン」と言われて対応に消極的な人たちが多かった領域を含めること、もうひとつは、すべての年齢帯を対象とすることでした。

そこで、この種の施設にありがちな「障害」と「子ども」という言葉を名称に入れなかったのです。また、診断を受けることを前提とした福祉サービスだけではない相談機能を保障するために、診察を受けなくても、相談支援を受けることができるような仕組みにしました。

いま、このセンターにはさまざまな年齢帯、さまざまなタイプの人たちが訪れています。その中には、この本で私が述べた「非障害自閉症スペクトラム」になっていきそうな人たちも含まれています。この人たちが、二次的な問題をどの程度防げるのか、防げたとしたら、どんな人生を歩むことになるのか、これからリアルタイムに検証していければと考えています。

この本は、医師の武勇伝など必要のない、地味で平凡だけれど充実した生活を、少しでも多くの自閉症スペクトラムの人たちと、その家族に保障するためにはどうすればよいか、私が20年間考えてきたことのエッセンスをまとめたものです。

多数例の統計データで、実験的に検証したものばかりではありませんが、最前線の実践家として、これまでに自閉症スペクトラムの人たちを数千人は診療し、数百人は10年以上継続的に診てきた経験から得た知恵を盛り込んでいます。

本文の中でも少しだけ触れましたが、実は、私自身も、非障害自閉症スペクトラムのひとりです。どういうわけか、私が親しくしている周囲の人たちにも、自覚している／いないを問わず、自閉症スペクトラムの人がたくさんいます。「類は友を呼ぶ」といったところでしょうか。

微妙な対人関係よりも自分の関心、やり方、ペースの維持を最優先させたいという特性は、診療で出会ってきた自閉症スペクトラムの人たちと大きく重なり合い、境界線など引けません。その意味で、私の臨床経験は、約50年にわたるプライベートな場面でも培われてきたと言えます。そこから得た、いわば生活の知恵が、この本の原点なのかもしれません。

この本に書かれている内容は、高度で細かい知識ではありません。どちらかというと、ごくシンプルで基本的な考え方をまとめたものです。でも、基本の繰り返しが重要であることは、領域を問いません。

私たちはつい、細かい情報が増えることにばかり目がいきがちですが、その陰に隠れて、基本がおろそかになりやすいのです。小手先の知識や技術に惑わされて、二次的な問題を助長しないよう気をつけるとともに、じっくりと基本的な支援論について考えながら、腰を据えて歩んでいくことが大事です。

この本によって、少しでも多くの人たちに自閉症スペクトラムへの関心を持っていただき、理解していただければと思います。また、この本を読んだ自閉症スペクトラムの人が、社会参加していくためのヒントを少しでも得ることができたとすれば、これに勝る喜びはありません。

2013年3月

本田秀夫

※2014年5月に日本精神神経学会が発表した「DSM-5病名・用語翻訳ガイドライン」で、「自閉症スペクトラム障害」は「自閉スペクトラム症／自閉症スペクトラム障害」と表記されることになりました。これに従えば、本書の「自閉症スペクトラム」は「自閉スペクトラム」、「自閉症スペクトラム障害」は「自閉スペクトラム症／自閉症スペクトラム障害」と言い換えてもかまいませんが、本書本文内は刊行当時の名称のままとなっております。

参考文献

ジュネヴィエーヴ・エドモンズ、ルーク・ベアドン編著（鈴木正子、室﨑育美訳）（2011）『アスペルガー流人間関係―14人それぞれの経験と工夫』東京書籍

ウタ・フリス（冨田真紀、清水康夫、鈴木玲子訳）（2009）『新訂 自閉症の謎を解き明かす』東京書籍

フランシス・ハッペ（石坂好樹、田中浩一郎、神尾陽子、幸田有史訳）（1997）『自閉症の心の世界―認知心理学からのアプローチ』星和書店

本田秀夫（2008）「自閉症の疫学研究」日本発達障害福祉連盟編『発達障害白書2009年版』日本文化科学社、pp. 43-44

本田秀夫、清水康夫、岩佐光章（2008）「アスペルガー症候群の早期経過―障害概念とカテゴリー診断の再検討―」『精神科治療学』23(2) 星和書店、pp. 145-154

本田秀夫編集（2011）「子どものこころの病を診る」『こころのりんしょうà la carte』30 星和書店、pp. 2

本田秀夫（2012）「自閉症スペクトラムが精神病理学および治療学に及ぼす影響」『臨床精神病理』33星和書店、pp. 66-72

本田秀夫（2012）「子どものメンタルヘルス」『精神科臨床サービス』12(2)星和書店、pp.247-249
本田秀夫（2012）「併存障害を防ぎ得た自閉症スペクトラム成人例の臨床的特徴」『精神科治療学』27(5)星和書店、pp.565-570
本田秀夫（2012）「発達障害の乳幼児期における親支援―気づきから診断の告知まで―」『家族療法研究』29(2)金剛出版、pp.109-114
市川宏伸責任編集（2010）『専門医のための精神科臨床リュミエール19：広汎性発達障害―自閉症へのアプローチ』中山書店
神尾陽子編集（2012）『成人期の自閉症スペクトラム診療実践マニュアル』医学書院
齊藤万比古総編集（2009）『子どもの心の診療シリーズ―1．子どもの心の診療入門』中山書店
佐々木正美監修、木村常雄著（2012）『発達障害のある子があなたにわかってほしいホントの気持ち』すばる舎
清水康夫、本田秀夫編著（2012）『幼児期の理解と支援―早期発見と早期からの支援のために―』金子書房
杉山登志郎（2011）『発達障害のいま』講談社現代新書
ローナ・ウィング（久保紘章、佐々木正美、清水康夫監訳）（1998）『自閉症スペクトル―親と専門家のためのガイドブック』東京書籍

著者略歴

本田秀夫（ほんだ・ひでお）

信州大学医学部附属病院子どものこころ診療部部長・診療教授
特定非営利活動法人ネスト・ジャパン代表理事
精神科医師。医学博士。1988年、東京大学医学部医学科を卒業。東京大学附属病院、国立精神・神経センター武蔵病院を経て、横浜市総合リハビリテーションセンターで20年にわたり発達障害の臨床と研究に従事。発達障害に関する学術論文多数。英国で発行されている自閉症の学術専門誌『Autism』の編集委員。2011年、山梨県立こころの発達総合支援センターの初代所長に就任。2014年より現職。日本自閉症協会理事、日本児童青年精神医学会代議員。主な著書に『アスペルガー症候群のある子どものための 新キャリア教育 ――小・中学生のいま、家庭と学校でできること』（共著、金子書房）、『子どもから大人への発達精神医学－自閉症スペクトラム・ADHD・知的障害の基礎と実践－』（金剛出版）など。

SB新書　219

自閉症《じへいしょう》スペクトラム
10人《にん》に1人《ひとり》が抱《かか》える「生《い》きづらさ」の正体《しょうたい》

2013年3月25日　初版第1刷発行
2024年12月19日　初版第19刷発行

著　者：本田秀夫《ほんだひでお》

発行者：出井貴完
発行所：SBクリエイティブ株式会社
〒105-0001　東京都港区虎ノ門 2-2-1

装　幀：ブックウォール
組　版：アーティザンカンパニー株式会社
印刷・製本：中央精版印刷株式会社

本書をお読みになったご意見・ご感想を下記URL、
または左記QRコードよりお寄せください。
https://isbn.sbcr.jp/72670/

落丁本、乱丁本は小社営業部にてお取り替えいたします。定価はカバーに記載されております。
本書の内容に関するご質問等は、小社学芸書籍編集部まで、書面にてご連絡いただきますようお願いいたします。

ISBN 978-4-7973-7267-0